AF596867

TRAITÉ COMPLET

DE

L'HUMORISME.

TRAITÉ COMPLET

DE

L'HUMORISME

COMPRENANT

LA DÉNOMINATION DES MALADIES,
LEURS SYMPTÔMES
ET LE MOYEN DE LES GUÉRIR,

D'après le système du docteur Ailhaud.

CET OUVRAGE EST SUIVI D'UN

DICTIONNAIRE DES PLANTES MÉDICINALES LES PLUS USITÉES

avec le détail de leurs propriétés

PREMIÈRE ÉDITION.

Prix : 2 francs

BEAUVAIS,
IMPRIMERIE DE CONSTANT MOISAND,
RUE DES FLAGEOTS, 15.

1851

INTRODUCTION.

En 1730, vivait un médecin célèbre nommé Jean-Gaspard Ailhaud, docteur agrégé de la faculté d'Aix, en Provence. Auteur du système médical qui compte aujourd'hui tant de partisans, et qui attribue les maladies aux obstructions causées par la viciation des humeurs, il a prouvé par des milliers de faits que la purgation seule peut guérir la plus grande partie des maux qui nous affligent. Attaqué avec acharnement par des rivaux jaloux de sa renommée et de ses succès, traité de charlatan par ceux que ses talents et ses titres éclipsaient, il a été noblement défendu par son fils dans un ouvrage écrit avec autant de clarté que de précision. L'exemplaire que nous avons analysé date de 1777, et nous le devons à la complaisance du sieur Evrot *, de Charmes-sur-Moselle, département des Vosges. Chaque édition a été traduite en plusieurs langues, ce qui explique comment ce livre est tombé entre les mains de gens qui, à l'aide de compilations et de remèdes de leur façon, se sont posés en bienfaiteurs de l'humanité, tout en pressurant la

* M. Evrot est inventeur d'un procédé à l'aide duquel il donne au marbre sur bois, sur pierre et sur plâtre, l'éclat, la durée et la solidité du marbre ordinaire

bourse des malades. Rendre à chacun ce qui lui est dû, c'est faire acte de justice, et puisque la doctrine du docteur Ailhaud se trouve de jour en jour confirmée par l'expérience, c'est à lui que doit revenir l'honneur de sa découverte; le public nous saura gré de faire revivre un ouvrage d'autant plus précieux qu'il est plus utile et plus rare. Nous en avons extrait tout ce qui se rapporte à la cause des maladies, à leurs symptômes, à la manière de les traiter, et nous avons négligé les guérisons attestées par des prêtres, des religieuses et des hommes de toute condition dont la bonne foi ne peut être mise en doute, quoique leur témoignage ne puisse être invoqué, après d'aussi longues années.

Le docteur Ailhaud s'était réservé le secret de la poudre purgative dont il faisait usage, et il n'en est point parlé dans l'ouvrage que nous offrons au public; mais nous ne saurions en regretter la perte, car la science a produit des remèdes plus agréables à prendre et non moins efficaces. Nous en parlerons à la fin de cette brochure.

PRINCIPES GÉNÉRAUX

DU SYSTÈME DE L'HUMORISME.

1. Les maladies ne procèdent point du sang, mais toujours des humeurs qui s'opposent à sa circulation.

2. Les maladies ne procédant point du sang, mais toujours des mauvaises humeurs, on doit conserver le premier et chasser les dernières.

3. Les purgatifs étant seuls capables de chasser les humeurs et de détruire les obstructions qu'elles causent, il faut choisir ceux qui atteignent à ce but et peuvent se répéter, et rejeter ceux qui occasionnent des nausées, des coliques, qui glacent le sang, refroidissent le corps, et décèlent par cela même la présence de substances vénéneuses.

4. Si un seul purgatif a guéri, dans tous les cas possibles, des sujets de tout état, de tout sexe, de tout âge, de tout tempérament, habitant divers climats, et atteints de différentes maladies, il faut que la cause qui les produit soit la même, et qu'elle réside dans les humeurs que le remède a évacuées, et dans les obstructions qu'il a détruites.

5. Si un seul purgatif a guéri, sans le secours des saignées ou des sangsues, les affections inflammatoires et les hémorrhagies, c'est à tort que l'on attribue ces maladies au sang, principe de la vie, et c'est la certitude acquise de leur guérison par le secours d'un seul

purgatif, qui nous force d'avoir une opinion autre qu'un grand nombre de médecins anciens et modernes.

Ces principes étant établis, nous allons en faire l'application, et nous suivrons la division adoptée par l'auteur du traité qui nous sert de guide.

Ce traité formera sept livres dont voici les titres :

1.	Des sécrétions et des maladies en général,		20	chap.
2.	Des maladies de la tête.		11	»
3.	»	de la poitrine.	4	»
4.	»	du bas-ventre.	10	»
5.	»	du tronc et des extrémités.	6	»
6.	»	des femmes.	7	»
7.	»	des enfants.	4	»

Nous terminerons par quelques conseils sur l'emploi des remèdes le plus en vogue, et par un vocabulaire des plantes dont les propriétés médicinales sont attestées par les auteurs les plus dignes de confiance.

Livre Ier.

Chapitre Ier.

Des sécrétions et des maladies en général.

Le corps se compose de parties solides, de parties molles et de divers liquides.

Les parties solides sont les os. Les parties molles sont toutes celles tant internes qu'externes qui composent le corps. C'est un tissu de vaisseaux de différents genres. Dans ces vaisseaux sont contenus et circulent les liquides nécessaires à l'entretien et à l'accroissement du corps. Ces liquides, à la réserve du chyle, qui leur sert de nutrition, paraissent tous contenus dans le sang, qui les sépare par des vaisseaux, couloirs ou glandes destinées à leur filtration.

Le sang, principe de la vie, contient toutes les humeurs, esprits, semence, lymphe, salive, larmes, bile, suc pancréatique, urine, transpiration insensible. Le cœur porte le sang par les artères dans toutes les parties du corps d'où il le reçoit par les veines.

Le sang, en circulant ainsi, sépare les différentes humeurs, chacune par le filtre ou couloir qui lui est destiné. Ainsi, en circulant dans les vaisseaux du cerveau, il y sépare les esprits ; en circulant dans le foie, il y sépare la bile ; en circulant dans les vaisseaux qui forment les reins, il y sépare l'urine ; en circulant dans les glandes salivaires, il y filtre la salive ; en circulant dans le pancréas, il y sépare l'humeur pancréatique ; il filtre par les pores de la peau l'insensible transpiration, et il en est de même de toutes les autres humeurs qu'il contient et qui sont filtrées par les couloirs destinés à cet usage.

Ce qu'il y a d'admirable, c'est que quelques-unes de ces humeurs ainsi séparées du sang doivent y rentrer presque aussitôt, en se mêlant aux aliments pour perfectionner le chyle : telles sont la salive, la bile et le suc pancréatique, en sorte qu'on peut dire de ces humeurs qu'elles se reproduisent elles-mêmes.

Le sang, en se séparant des différentes humeurs dont il est composé, en reçoit de nouvelles par la nourriture de chaque jour, et voici comment s'opère cette merveille : Les aliments mâchés et broyés avec la salive dans la bouche sont portés par l'œsophage dans l'estomac, d'où ils coulent dans l'intestin. Cet intestin est percé, pour recevoir, par une ouverture commune, la bile et le suc pancréatique.

Ces sucs mêlés avec les aliments forment une espèce de pâte ou purée, dont la partie la plus subtile appelée chyle, entre dans les orifices des vaisseaux nommés lactés ou veines lactées. La partie grossière des aliments demeure dans les intestins, les parcourt et est rejetée sous la forme d'excréments.

Ces vaisseaux lactés ou chylifères qui percent les intestins, surtout les grêles, en forme de couloir, se multiplient à l'infini. Ils filtrent dans les glandes du mésentère le chyle que celles-ci portent dans son réservoir appelé réservoir de Pecquet, d'où, par le canal thoracique, il est porté dans la veine sous-clavière gauche, où il se mêle avec le sang.

Le chyle est donc le vrai réparateur du sang et de toutes les humeurs ou liquides que le sang filtre en circulant, pour nourrir et vivifier toutes les parties du corps. Ce chyle, toujours entretenu par les aliments quotidiens fournit continuellement, par les sécrétions, les liquides de toute espèce nécessaires à l'entretien du corps.

Les sécrétions des humeurs se font donc par la circulation du sang dans les glandes, filtres ou couloirs destinés a cet usage.

On remarque que si le corps est obstrué, le sang ne peut y filtrer la bile dont il est surchargé au point de devenir jaune, et qu'il jaunit les parties où il circule. Ce dérangement dans la filtration produit la jaunisse.

Lorsque les reins sont obstrués, l'urine ne pouvant y être filtrée, se trouve arrêtée et détenue dans le sang qui la dépose dans différentes parties où elle forme des bouffissures, des enflures et l'hydropisie. Il en est de même des autres sécrétions.

De ce qui précède, concluons que le dérangement de la santé procède du dérangement dans la secrétion ou filtration des humeurs.

De là vient que les humeurs épaissies par quelque cause que ce soit, obstruent les viscères ou les filtres, et les rendent incapables de recevoir et de filtrer les nouvelles humeurs que le sang leur présente. Comment peut-on réparer ce dérangement? En désobstruant les viscères. Comment peut-on les désobstruer? Ce n'est point par les saignées qui ne peuvent qu'augmenter l'obstruction, en diminuant le volume du sang qui s'efforce de la vaincre, et en affaiblissant le ressort des vaisseaux dans lesquels le sang circule.

Il n'en est pas de même d'un purgatif doux et efficace, car le chyle se trouve alors chargé de la partie la plus pure de ce purgatif, la communique au sang et conséquemment aux humeurs qu'il doit filtrer.

Le sang présente à chaque filtre les humeurs qui deviennent purgatives et pénétrantes, s'insinuent dans les vaisseaux obstrués, les désobstruent insensiblement et les mettent en état de filtrer les humeurs qui leur sont destinées. Le sang non affaibli par les saignées, présente les humeurs aux filtres avec la force nécessaire, et se trouvant déchargé de ces humeurs, il circule librement. Alors cessent tous les symptômes morbifiques qui procèdent du dérangement dans la circulation du sang, occasionné par le défaut de filtration des humeurs.

D'après cette théorie, on voit que les maladies ne procèdent que des humeurs non filtrées et arrêtées par l'excès du boire et du manger, du sommeil et des veilles, du travail ou du repos; par différentes passions de l'âme, par la mauvaise qualité des aliments, par l'intempérie de l'air et des saisons, etc.

L'expérience prouve que le sang, principe de la vie, est incapable de nuire par lui-même, et que les hémorrhagies et les maladies inflammatoires qu'il paraît produire, ne procèdent que des humeurs non filtrées et arrêtées, qui s'opposent à la circulation.

Qu'on ne dise pas que les maladies procèdent du sang, parce que l'hémorrhagie du sang menstruel et du sang hémorrhoïdal sont des saignées naturelles, qui forment le plus prompt remède pour la guérison de nombreuses maladies. Ces deux sortes d'hémorrhagies sont des affections réelles qui n'ont que trop souvent des suites funestes, lorsqu'on n'y remédie point.

Quant aux menstrues, c'est une véritable sécrétion mensuelle, qui devient nécessaire pour la génération. Il ne faut pas oublier que cet écoulement sert à la nourriture de l'enfant, lorsque la femme est enceinte, et que souvent même le superflu de ces menstrues est rendu pendant les premiers mois de la grossesse.

Chapitre II.

De la peur.

Il n'y a point, dit-on, de médecin de la peur : mais la peur cause de graves maladies, et c'est pour les prévenir que je traite ce sujet.

De la régularité des sécrétions procède l'équilibre entre les solides et les liquides, et la santé qui en dépend. La peur dérange et trouble les sécrétions ; donc elle est capable d'altérer la santé et de mettre notre vie en danger.

Les saignées, avons-nous dit, ne rétablissent point les sécrétions. Les purgatifs seuls produisent cet effet ; il faut donc, pour prévenir les suites de la peur, se purger et pendant un temps plus ou moins long, car la peur peut causer, par le dérangement des secrétions, les boutons, la fièvre putride, la suppression des menstrues, une fluxion, un engorgement, des convulsions, la mélancolie, la manie, la phrénésie, la folie, le haut-mal, etc. La saignée diminuerait le volume du sang, affaiblirait le ressort des vaisseaux où il circule : mais le chyle qui résulte des purgatifs, se mêle avec le sang, circule avec lui, désobstrue les viscères et les met en état de filtrer les différentes humeurs et de faire cesser toutes les maladies qui dépendent du dérangement dans cette filtration.

Chapitre III.

De la fièvre en général.

La fièvre est un effort du sang qui combat contre les humeurs arrêtées, pour les chasser du corps du malade et lui rendre la santé. Lorsque ces humeurs sont en petite quantité, la fièvre est moins forte et se dissipe par la sueur, les urines ou de toute autre façon. La cause de la fièvre réside dans les humeurs non filtrées et arrêtées dans les différentes parties du corps où elles forment, par leur séjour, des obstructions qui s'opposent à la libre circulation du sang et des esprits, occasionnent l'élévation et la fréquence du pouls, la chaleur, la sécheresse de la langue, la soif, le délire, les convulsions, etc. De là vient l'effort que fait le sang pour se délivrer de ce qui le dérange dans ses fonctions. Il ne faut point en diminuer le volume par des saignées, mais s'attacher à chasser les humeurs arrêtées et à détruire les obstructions.

Les astringents, les calmants ne peuvent que fixer ou adoucir la matière morbifique et sont plutôt nuisibles qu'utiles, si l'on ne fait pas usage d'un purgatif.

La saignée est souvent employée dans un mal de gorge

violent ou toute autre maladie inflammatoire; mais il faut bien se garder de négliger la purgation.

On peut se purger dans la chaleur de la fièvre, avant ou après l'accès; cependant on laissera passer le frisson, qui en atténuant le remède, en retarde l'effet.

Si les purgatifs réitérés à double dose n'agissent point, il sera avantageux d'employer un vomitif, et il ne faut point en donner un second, dès que les humeurs peuvent être évacuées par le purgatif. La nature a disposé notre corps de manière que les humeurs s'échappent par la même voie que les excréments. On croit qu'il faut évacuer les matières cuites et jamais les matières crues, et je prétends que l'on doit chasser les unes et les autres, pour rétablir les sécrétions et rendre au sang et aux esprits leur libre circulation, et au malade la santé.

Chapitre IV.

De l'inflammation en général.

L'inflammation des parties externes se manifeste par la rougeur, la douleur brûlante et la tension dans la partie enflammée.

L'inflammation des parties internes se reconnaît par la fièvre ardente, la chaleur, la douleur et la tension de la partie interne enflammée.

On croit que le sang produit l'inflammation et l'on saigne. C'est une grave erreur, car le sang ne la produit jamais par lui-même, mais par l'abondance ou l'épaississement des humeurs arrêtées qui forment obstacle à la circulation. La cause de l'inflammation est la même que celle de la fièvre, et si vous diminuez le volume du sang, qui combat contre les humeurs arrêtées, ce sang se trouve affaibli et les humeurs arrêtées acquièrent un nouvel empire. Celles-ci devenues alors plus puissantes forment obstacle à la circulation du sang qu'elles engorgent de nouveau dans les vaisseaux capillaires, où cessant de circuler, il change de nature et cesse d'être sang. De là naissent les tumeurs dont la guérison est plus ou moins difficile, selon les parties qu'elles affectent. Il faut donc évacuer les humeurs, pour rendre au sang sa circulation, et ne se servir des vomitifs qu'autant que les purgatifs seraient sans effet, pour revenir à ceux-ci le plus tôt possible.

L'inflammation s'apaise à l'extérieur, en appliquant sur la partie un cataplasme de lait et de mie de pain, ou de guimauve, pour adoucir et faciliter la suppuration. Il ne faut point de cataplasme pour les inflammations internes, ce qui occasionnerait un plus grand engorgement, et par suite un abcès.

Si l'on saigne, au lieu de purger, les humeurs domineront le sang et formeront des dépôts plus difficiles à vaincre que la maladie.

Pendant l'inflammation, on se privera de tout aliment salé, épicé, de viande noire, pâtisserie, et de tout ce qui est crû et difficile à digérer.

On use du lait, s'il ne produit pas d'aigreur. S'il en produit, on purge, pour évacuer le lait qui s'étant aigri produirait de grands ravages.

Il faut surtout une boisson pendant l'inflammation, soit de l'eau panée, du thé léger, de l'orgeat, de la limonade autant qu'on n'usera point de lait; de la tisane de bourrache, de fleurs de tilleul, de feuilles de frêne commun, ou de toute autre, au goût du malade.

Les bains de vapeurs et les briques chaudes aux pieds (Voyez *Fièvre maligne*, Ch. VI) sont aussi très-utiles.

Chapitre V.

Des différentes sortes de fièvres.

Fièvre continue. Elle dure de un à sept jours et passe rarement le quinzième. Les symptômes de cette affection sont : Un léger frisson accompagné d'une chaleur très-vive avec mal de tête, des lassitudes, douleurs vagues. Cette fièvre se termine par la sueur et l'hémorrhagie.

Fièvre intermittente. Symptômes : bâillement, lassitudes, froid plus ou moins sensible, pouls petit et concentré, jusqu'à ce que la chaleur fébrile le développe et occasionne le mal de tête et des douleurs dans presque toutes les parties du corps.

Pendant son cours, il arrive des symptômes plus ou moins graves terminés par la sueur annonçant le déclin de la fièvre. L'urine dépose un sédiment rougeâtre ressemblant assez à la brique pilée.

Les fièvres catharrales, vermineuses et autres ont souvent des rapports avec la fièvre intermittente, ce qui embarrasse les plus exercés, et pour les guérir toutes, il faut évacuer les humeurs qui causent la maladie.

Fièvre quotidienne. L'accès se renouvelle chaque jour.

Fièvre tierce. L'accès vient de deux jours l'un. — On l'appelle double tierce, lorsque le malade a des accès alternativement semblables ; de sorte que le premier répond au troisième, le deuxième au quatrième.

Fièvre quarte. Les accès reviennent tous les quatre jours, laissant entre eux deux jours d'intervalle.

On l'appelle double quarte, lorsque sur les quatre jours, le troisième seulement est exempt de fièvre, et que les accès de chaque quatrième jour se ressemblent.

Les aliments de mauvaise qualité, les lieux humides et marécageux occasionnent pour l'ordinaire les fièvres intermittentes.

Le quinquina fixe, par sa qualité astringente, la cause de la fièvre, et il est dangereux, s'il n'est pas accompagné d'un purgatif. Dans les fièvres rebelles, lorsqu'après avoir purgé douze ou quinze fois le malade, on ne guérit pas, on peut employer l'écorce de quinquina à la dose de huit grammes par jour : mais en se purgeant deux fois par semaine et les jours où l'on n'aura pas d'accès, autant que possible.

Chapitre VI.

Suite des fièvres.

Fièvre ardente ou *causus*. Symptômes : Pouls vif, dur et fréquent, avec beaucoup de chaleur. Les malades sont brûlants; ils ont la bouche amère et sèche. Le délire succède quelquefois aux maux de tète et aux insomnies. Ils vomissent et rendent par les déjections, de la bile si âcre dans certains sujets, qu'elle corrode, en passant, la bouche, les dents et le fondement. Les hémorrhagies sont très-fréquentes et souvent mortelles. On voit quelquefois sur la peau des taches plus ou moins étendues. La bile non filtrée et arrêtée en est la principale cause, et cette fièvre survient surtout à la suite de l'inflammation du foie, de la poitrine ou du cerveau.

La fièvre ardente étant presque toujours une suite de l'inflammation, le malade meurt le troisième ou le quatrième jour, si l'on ne chasse au plus tôt la bile corrosive. Cette maladie est presque toujours suivie d'une suppuration interne, surtout si elle annonce la fièvre putride ou maligne. Il faut donc purger, jusqu'à ce que la pourriture soit évacuée.

Fièvre putride ou adynamique. Symptômes : frisson, pesanteur de tête, assoupissement, délire, douleurs d'entrailles très-aiguës, chaleur âcre et interne, peau sèche, redoublement une fois par jour. Cette fièvre dure vingt jours et plus, si l'on n'a recours à la purgation.

Les déjections sont fétides, quelquefois vermineuses, ce qui ne permet pas de douter de la dépravation des humeurs. Celles-ci peuvent se dépraver au point de former quelquefois un vrai pus, parce qu'elles croupissent, se corrompent et forment cette matière fétide souvent vermineuse, qui caractérise cette grave affection.

Il ne faut point saigner, pour aller au devant des engorgements et des inflammations, car ces engorgements ne viennent que de la mauvaise qualité et de l'abondance des levains fétides qui obstruent les filtres et s'opposent à la sécrétion des humeurs. Ces humeurs arrêtées dans le sang, le font refluer dans les vaisseaux capillaires où il paraît former l'inflammation, quoiqu'il n'en soit pas la cause réelle. La saignée diminue les forces nécessaires pour l'expulsion de ces matières, et c'est à la purgation seule qu'il faut recourir plutôt qu'aux vomitifs dont la violence peut causer des accidents.

Fièvre maligne ou *ataxique*. Elle est assez souvent la suite de la fièvre putride. Ses symptômes sont : les lassitudes, l'épuisement, la douleur de tête, le dégoût, un accablement général, des défaillances, la perte de la mémoire, la difficulté de respirer, des taches pourprées plus ou moins grandes sur le corps, des pustules et bubons comme dans la peste.

La fièvre maligne provient d'une grande dépravation d'humeurs, et ne demande pas d'autre traitement que la fièvre putride. Cependant les humeurs étant plus fétides encore, il faut les évacuer plus promptement, surtout lorsque, se portant à la tête, elles y causent le délire et les convulsions qui amènent la mort, si l'on néglige de purger de trois en trois heures.

Si l'on ne débarrassait point la tête et la poitrine de ces humeurs, leur dépôt produirait la mort ou des maladies de longue durée. La saignée doit être évitée avec soin, si l'on ne veut voir le malade succomber ou traîner sa maladie pendant deux ou trois mois, et même retomber quelque temps après son rétablissement apparent. Toutes les fièvres, quel que soit le nom qu'on leur donne, doivent être traitées par la purgation. Toutes les fois que la fièvre est accompagnée de mal de tête, il faut se servir de compresses froides, moitié eau, moitié vinaigre, placées sur le front et renouvelées dès qu'elles s'échauffent. Les bains de vapeurs sont aussi très-utiles et se prennent ainsi : placez dans un petit baquet une brique rougie au feu, que vous poserez sur le côté le plus étroit; faites bouillir à l'avance quelques litres d'eau que vous versez doucement autour de la brique, en la laissant dépasser de la largeur d'un doigt; asseyez le malade près du baquet, et entourez-le ainsi que le vase d'une bonne couverture de laine jusqu'au cou. Lorsque la chaleur est tombée, essuyez-lui le corps avec du vinaigre tiède ou froid et mettez-le au lit. Alors on place à ses pieds une brique chaude ou une bouteille d'eau ainsi préparée. On fait chauffer une brique, ou bien de l'eau qu'on met dans une bouteille, on entoure la brique ou la bouteille d'un linge trempé dans le vinaigre froid, et l'on met l'une ou l'autre aux pieds du malade pour attirer le sang aux extrémités et favoriser la transpiration.

Les tisanes recommandées sont celles de romarin, de benoite, de framboisier et de peuplier, ou celles de centaurée, bouleau blanc, gentiane jaune, chicorée sauvage et bourrache.

Chapitre VII.

Suette, peste, charbon, bubon, clou, furoncle.

Suette maligne. Fièvre éphémère et pestilentielle. — Symptômes : Grand accablement, défaillances ou frisson convulsif, auquel succède une sueur très-abondante, qui ne cesse ordinairement qu'avec la vie. On meurt souvent de cette maladie dans les vingt-quatre heures. Ceux qui passent le jour entier sont ordinairement hors de danger; quelques-uns ont été au quatrième jour et très-rarement au septième. — Le pouls est fréquent, élevé et inégal. Une grande frayeur s'empare de l'esprit des malades; elle est accompagnée de délire et d'un assoupissement mortel. Cette fièvre vient de l'intempérie de l'air qui vicie les humeurs, et celles-ci se trouvant arrêtées, s'opposent à la circulation du sang et des esprits animaux.

en rendent le cours irrégulier et violent dans les extrémités capillaires des vaisseaux, et causent une sueur abondante. On doit entretenir cette sueur, mais elle ne suffit pas toujours sans la purgation, pour évacuer les humeurs morbifiques qui ne peuvent être chassées seulement par les sueurs.

Si le malade s'effraye, s'il a de l'assoupissement ou du délire, il faut renouveler les doses et le tenir chaudement, afin qu'il ne puisse sentir l'air de l'appartement que l'on chauffera par un feu de cheminée, et jamais par un poele ou un réchaud garni de charbon; on aura soin de lui passer le bassin dans son lit. Les tisanes de fleurs de tilleul, de bourrache, favorisent la sueur. On conseille même l'eau panée tiède, le thé. On a observé qu'on ne risque point de donner à manger aux malades, s'ils le désirent, mais ceux qui ont la suette ayant intérêt d'entretenir la sueur, doivent pendant trois jours se priver de tout aliment, à moins que l'essai d'un bon bouillon ne leur soit favorable.

Peste. Si elle se déclare par des bubons, charbons, clous et tumeurs, il faut purger au plus tôt. Cette maladie épidémique, qui fait de grands ravages, est due à l'intempérie de l'air. Il faut donc : 1° le purifier avec du vinaigre, le genièvre, le thym et le romarin; 2° tranquilliser le malade, évacuer les humeurs avec persévérance.

Bubon. Tumeur inflammatoire, qui a son siége dans les glandes des aines, dans celles des aisselles, du cou, etc.

Le bubon simple est ordinairement de la grosseur d'un œuf de poule, et se termine assez aisément, s'il est produit par un dépôt d'humeurs dans les glandes. Ce dépôt est causé par le défaut de filtration de ces humeurs arrêtées dans le sang et déposées dans certaines glandes du corps. On diminue l'inflammation de ces tumeurs par l'appplication d'un cataplasme, fait avec du lait et de la mie de pain placé entre deux linges d'un tissu large, afin de le changer plus commodément toutes les quatre heures, et même plus souvent.

On applique sur le bubon un emplâtre d'onguent basilicum ou de l'onguent ci-dessous : Céruse, 30 grammes ; cire neuve, jaune, belle et bien nette, 60 grammes ; litharge d'or bien préparée et passée à un tamis de soie, 120 grammes ; huile d'olive excellente, 240 grammes. Mettez dans un pot de terre vernissé neuf l'huile et la cire, placez ce pot sur le feu, et tournez avec une spatule la cire dans l'huile, jusqu'à ce qu'elle soit fondue. Retirez le pot du feu et versez-y la céruse, en remuant toujours du même côté, jusqu'à ce qu'elle soit fondue. Mettez la litharge dans le pot, tournant toujours du même côté, jusqu'à ce que les matières soient refroidies.

Remettez le pot sur un petit feu que vous augmentez peu à peu, en tournant toujours du même côté, jusqu'à ce que l'onguent soit cuit, ce que vous connaîtrez, lorsqu'il prend la couleur de châtaigne un peu foncée, et qu'en le tournant il fait de petites vessies. Retirez alors le pot du feu, et tournez toujours du même côté, jusqu'à ce que l'onguent soit épaissi et presque refroidi. Vous le tirez alors du pot, pour lui donner telle forme que vous voudrez.

Cet onguent sert pour tumeurs, plaies, ulcères extérieurs et même la gangrène. On peut appliquer sur l'emplâtre même le cataplasme de mie de pain, pour adoucir l'inflammation et ramollir les chairs, afin de faciliter la circulation des humeurs détenues et la suppuration de celles qui se trouvent extravasées.

Si le bubon vient d'un dépôt d'humeurs infectées d'un venin syphilitique, scorbutique, scrofuleux ou pestilentiel, purgez souvent.

Charbon. Tumeur inflammatoire et gangréneuse, accompagnée le plus souvent d'une ou de plusieurs pustules qui noircissent et se sphacèlent. Le charbon se gangrène plutôt que de suppurer. Il se manifeste quelquefois dans la fièvre maligne, et on le déclare mortel, s'il affecte les parties internes. Etant produit par des humeurs pestilentielles, il faut évacuer celles-ci par un purgatif doux et efficace.

On ne doit point séparer l'esquarre par des scarifications jusqu'au vif, ce qui irrite les fibres nerveuses. Placez plutôt le cataplasme de mie de pain avec l'onguent précité ou le basilicum. On n'emploie les caustiques qu'autant que le charbon résisterait aux purgations et à l'application de l'onguent.

Clous et furoncles. Tumeurs inflammatoires qui n'excèdent guère la grosseur d'un œuf. Elles viennent des humeurs arrêtées dans certaines parties du corps graisseux. Elles ne sont dangereuses qu'autant qu'elles participent du venin syphilitique ou scorbutique. On les guérit avec l'onguent et le cataplasme de mie de pain. On hâtera la guérison, en prenant une tisane de frêne commun et de patience avec la racine de fraisier rouge : (une poignée de chaque plante dans un litre d'eau qu'on fait bouillir, et la purgation en empêche le retour.

CHAPITRE VIII.

Rougeole, petite-vérole, vérole volante.

Rougeole. Les symptômes de cette maladie sont : frisson et chaleur qui se succèdent pendant les premiers jours, fièvre, pesanteur de tête, vomissement, mal de gorge, toux sèche, cours de ventre, hémorrhagie. Vers le troisième ou le quatrième jour, rougeurs sur le visage, la poitrine et les autres parties du corps comme la petite-vérole, si ce n'est que l'éruption de la petite-vérole apaise les symptômes, qui subsistent ordinairement après l'éruption de la rougeole, et durent deux ou trois jours.

La rougeole vient d'un levain que nous apportons en naissant et qui se dissipe pour l'ordinaire par l'éruption.

Il ne faut purger qu'après l'éruption, mais s'il y a crachement de sang ou de pus, si les pustules noircissent, s'il y a délire ou autres accidents annonçant la mort, il faut purger au plus tôt et de trois en trois heures. Il est bon de recourir aux tisanes telles que l'infusion de menthe, de bourrache, de marrube blanc, de framboisier, de fenouil, de peuplier et de gomme arabique. La saignée est nuisible, parce qu'elle diminue le volume du sang qui pousse le venin de la rougeole vers la peau, pour s'en débarrasser. Les vomitifs sont contraires. Les pustules internes trouvées dans les cadavres de ceux qui meurent de cette maladie, prouvent la nécessité de la purgation.

Petite-vérole et vérole volante. La petite-vérole s'annonce comme la rougeole, dont on ne la distingue que par la grosseur des pustules, qui paraissent au visage et à la poitrine vers le quatrième jour, et qui peuvent occuper toutes les parties du corps internes et externes, même la paume des mains et la plante des pieds.

Si l'éruption se fait par des grains séparés, on l'appelle petite-vérole discrète. Si plusieurs grains sont joints ensemble, on l'appelle confluente. L'enflure est considérable dans celle-ci.

La petite-vérole discrète se termine souvent sans danger, pourvu que le malade soit tenu chaudement, car l'air froid ferait rentrer toutes les pustules. Il en est de même de la confluente, et s'il y a délire, convulsions, suffocations et autres symptômes dangereux, recourez à des évacuations réitérées et placez une bouteille chaude aux pieds.

On peut donner au malade autant qu'il en veut, les trois premiers jours, du bon bouillon avec mouton, bœuf et volaille, de l'eau panée tiède, du thé avec sucre ou sirop de capillaire, de la tisane de racine de fenouil en décoction.

Le vin de Chypre, de Malaga, d'Alicante, et le bon

vin rouge facilitent l'éruption. On ne saurait administrer ces liquides même affaiblis par l'eau, s'il y a mal de tête.

On ne refuse pas au malade une tranche de pain rôtie dans le bouillon, ou une soupe légère de crème de riz ou de vermicelle. On donne ensuite des aliments plus solides, mais avec ménagement, et l'on purge, lorsque les pustules tombent. Le lait de nourrice, de vache, d'ânesse, de chèvre, de brebis convient aux enfants à la mamelle, ou de l'eau pure ou panée et du bon bouillon.

Les grains de la vérole volante sont cristallins et séreux. Leur éruption est précédée d'une fièvre légère. Le traitement est le même que pour la rougeole. L'hémorrhagie n'est pas nuisible ; mais si elle met la vie du malade en danger? (Voyez *Hémorrhagie*, page 30.)

Chapitre IX.

Erysipèle, fièvre scarlatine, fièvre pourpre.

Erysipèle. Cette maladie se manifeste par une inflammation à la peau, qui ressemble assez à la rougeole. Elle attaque toutes les parties du corps, mais surtout le visage ou la tête. Elle est occasionnée par le reflux du sang dans les extrémités des vaisseaux capillaires, ce qui forme pour l'ordinaire un rouge vif, comme si le sang devait sortir des pores de la peau. Cet effet du sang dans les vaisseaux vient des humeurs non filtrées et arrêtées, qui s'opposent à sa circulation par les obstructions qu'elles forment dans les parties où elles sont déposées. On doit donc évacuer ces humeurs pour guérir. Si l'érysipèle cause des douleurs insupportables, appliquez et changez souvent un cataplasme de lait et de mie de pain, entre deux linges, ou bien un autre de lierre terrestre et de matricaire camomille cuits avec du saindoux. Tout cataplasme qui ferait rentrer l'humeur érysipélateuse doit être rejeté. Donnez une tisane de camomille romaine, de framboisier et de frêne commun, et faites prendre des bains de vapeur, quand l'inflammation est tombée.

Fièvre scarlatine. Elle produit des taches rouges par tout le corps. Cette éruption occasionne quelquefois des pustules qui ne se montrent que lorsque la rougeur est sur le point de disparaître. On doit la traiter comme la rougeole. Il faut placer une brique ou une bouteille d'eau chaude aux pieds du malade, et lui donner une tisane de frêne commun, de romarin, de tanaisie, de fleurs de sureau, de fleurs de tilleul.

Fièvre pourprée. C'est presque toujours un symptôme de la fièvre maligne. Elle se manifeste par des taches pourprées de différentes grandeurs, qui annoncent une bile âcre épanchée qu'il faut évacuer promptement. La tisane de patience, de framboisier et de fraisier est excellente.

Chapitre X.

Des dartres et de la démangeaison. Gale, gale lépreuse, lèpre.

Des dartres et de la démangeaison. Ce sont de petites pustules miliaires prenant différentes formes. La dartre volante est celle dont les pustules détachées les unes des autres suppurent et sèchent en peu de temps. Si les pustules sont très-nombreuses, on les appelle dartres miliaires et elles démangent beaucoup. S'il arrive qu'on les frotte, il en sort quelquefois une sérosité. Si elles forment des croûtes, on les appelle croûteuses. Ce sont les plus difficiles à guérir. Les pustules sont souvent imperceptibles et forment par leur union, des taches qui se couvrent d'une espèce de farine blanchâtre; on nomme cette espèce dartre farineuse. Si les pustules rongent la peau, elles forment une dartre vive ou rongeante. Elle se couvre de croûtes humides, d'où découle une sanie brûlante et quelquefois purulente.

La démangeaison est un effet de la dartre, qui se trouvant sous la peau, ne paraît extérieurement que par la violence avec laquelle on se frotte. Les dartres et la démangeaison proviennent ordinairement d'une âcreté dans les humeurs. Cette âcreté est occasionnée par le défaut de filtration de la bile ou de toute autre humeur détenue et arrêtée dans le sang. Pour guérir, il faut évacuer cette humeur et détruire l'obstruction qui y donne lieu.

Les pommades et remèdes astringents sont dangereux, parce qu'ils font rentrer l'humeur dartreuse qui se dépose dans la tête, la poitrine ou autre partie du corps, où elle forme des abcès et des tumeurs qui causent des maladies graves et la mort. Il n'en est pas de même des pommades et onguents qui entretiennent la suppuration et facilitent la sortie de l'humeur.

La tisane de patience, de houblon, de chicorée sauvage, de cresson, de chiendent, de fumeterre et de fraisier est particulièrement recommandée. Si l'on emploie en lotions le suc de ronces pilées, il faut user d'un purgatif.

De la gale. Elle excite une grande démangeaison. Ses pustules rendent la peau inégale ; elles se répandent partout le corps, mais surtout entre les doigts. La gale se communique par le tact, le linge et les habits. La malpropreté et les habitations humides peuvent donner cette maladie, qui dépend quelquefois d'une cause interne.

La gale récente contractée par le tact ou la malpropreté se guérit plus facilement que celle qui procède de quelque maladie chronique. La première indication qui se présente est de séparer, par la purgation, ce venin des humeurs qu'il vicie. La deuxième est de l'éviter par la propreté, la fuite des lieux humides et autres causes.

Le soufre est le spécifique en usage ; mais il fait ren.

trer la gale. Il ne faut donc user du soufre qu'en prenant un purgatif. La tisane de patience et de fumeterre convient parfaitement, et l'on doit frotter les parties malades avec un onguent composé de racine de patience râpée et bien cuite dans du beurre.

Si la gale procède d'un vice scrofuleux, syphilitique ou scorbutique, (voyez ces maladies.)

De la gale lépreuse. Elle se manifeste par des pustules, en forme de grappes qui fluent et exhalent une mauvaise odeur. Elle produit encore au visage, épargné par la gale ordinaire, des tubercules mobiles et squirreux, produit de la syphilis ou du scorbut. Il faut donc guérir ces deux maladies pour se délivrer de cette gale.

Lèpre. C'est la plus hideuse des maladies. Elle doit tenir d'un virus syphilitique, scrofuleux, scorbutique, capable de produire une espèce de cancer universel, qui caractérise la lèpre. Ces malades ont le visage livide ou violet, couvert de tubercules qui défigurent; les lèvres s'enflent et se renversent; les pieds et les mains se crevassent. Il naît par tout le corps des tumeurs qui forment autant d'ulcères virulents, quelquefois vermineux, pénétrant jusqu'aux os qu'ils carient. L'haleine des lépreux est aussi puante que leur corps.

La chûte des poils et des cheveux, des doigts et des orteils, annonce le cancer universel qui forme le dernier degré de la lèpre alors incurable.

L'éléphantiasis est une espèce de lèpre qui n'attaque que les extrémités inférieures, et qui demande le même traitement que la lèpre. Outre le purgatif, il faut prendre de la tisane de bardane, de patience, de fraisier et de fumeterre. Dans toutes les maladies de peau, on peut employer les tisanes de patience, de raifort sauvage, de bourrache, de fraisier, de saponaire, de fumeterre, d'écorce de bois de gaïac.

CHAPITRE XI.

De la sueur, de la maladie pédiculaire et des taches de la peau.

De la sueur. — La sueur naturelle occasionnée par l'exercice ou par la chaleur du lieu qu'on habite, n'est pas une maladie, mais cette sueur interceptée produit des fluxions internes et externes et les maladies graves qui en dépendent. La sueur habituelle, qui affaiblit le malade, procède des obstructions qui, s'opposant à la circulation du sang, le font refluer avec force vers les extrémités capillaires. Il serait très-dangereux d'arrêter la sueur par des remèdes extérieurs, parce que les sérosités qui forment la sueur, étant arrêtées par le sang, formeraient des fluxions et des dépôts plus dangereux que la sueur. Il faut donc, lorsque les sueurs habituelles sont incommodes, user d'un purgatif, et si elles cessent, on n'en usera que de quinze en quinze jours, ou de mois en mois. Ce remède détruira les obstructions qui augmentent la vélocité du sang dans sa circulation ; il le mettra en état de filtrer toutes les humeurs par les couloirs destinés à cet usage, et la sueur cessera sans inconvénient. Mais si elle se trouve interceptée par un air froid, par des poudres astringentes ou autre cause, la sérosité qui sortait par la sueur se trouvera arrêtée dans le sang et formera diverses maladies auxquelles on ne peut remédier que par la destruction des obstructions qui s'opposent à la filtration des sérosités. Les sueurs jaunes, vertes, bleues, noires et autres doivent être traitées de même. La sueur du corps, des pieds, des aisselles est quelquefois très-puante. Il y a alors un vice dans les humeurs, et il ne faut pas arrêter ces sueurs, mais purger.

De la maladie pédiculaire ou phthiriase. Elle est très-rare; elle attaque les riches comme les pauvres; elle s'annonce par des poux qui s'engendrent sous les téguments. C'est une véritable lèpre négligée, une espèce de cancer putride ou lèpre cancéreuse produite par la corruption générale des humeurs. Il faut recourir fréquemment à la purgation.

Des taches de la peau. Si les taches de la peau sont occasionnées par le soleil, qui brunit la peau du visage et des mains, servez-vous de suc de citron ou d'un peu de vinaigre dans l'eau. Si ce sont des signes de naissance, on ne parviendra pas à les effacer, à moins qu'on ne les extirpe, s'ils sont saillants. Si les taches sont des symptômes de syphilis, de scorbut, de lèpre, il faut les traiter comme ces maladies.

Chapitre XII.

De la pléthore, de l'embonpoint excessif, de l'échauffement, de l'épuisement, de l'hémorrhagie.

Pléthore. Elle se manifeste par la plénitude du pouls, le gonflement des veines, la rougeur de la peau et des yeux, les hémorrhagies. Elle est occasionnée, non par le sang, mais par l'abondance des humeurs qui n'étant point filtrées, obstruent les viscères, et s'opposent à la libre circulation du sang et des esprits, en occasionnant les maladies qui en dépendent. Le sang doit toujours être en quantité nécessaire pour remplir les vaisseaux, et l'excédant n'est qu'un excédant d'humeur causé par la trop grande abondance du chyle, d'où il suit que la plupart de ceux qui usent d'aliments trop succulents sont sujets à l'embonpoint. Que ces personnes prennent un purgatif, et en prévenant la pléthore, elles préviendront les douleurs de tête, les vertiges, l'apoplexie, l'hémorrhagie et tous les engorgements inflammatoires. Dans ce cas, recourez aux bains de vapeur renouvelés fréquemment.

et prenez une tisane de frêne commun, de patience et de chiendent.

De l'embonpoint excessif. Il vient, avons-nous dit, d'une trop grande abondance de chyle, qui forme dans certaines parties du corps des obstructions graisseuses, capables de s'opposer aux fonctions naturelles, en gênant la circulation du sang. L'excès d'embonpoint peut produire l'asthme, l'apoplexie, que l'on évitera, en se privant d'aliments succulents, et en usant largement de purgations. Nous ne conseillons pas l'emploi du vinaigre, des liqueurs et autres boissons nuisibles, mais beaucoup d'exercice, et tout ce qui peut faciliter l'insensible transpiration et la sueur, comme flanelle, bains chauds, bains de vapeur, et la tisane de bourrache, de chiendent et de frêne commun.

De l'échauffement et de l'épuisement. L'échauffement nommé courbature vient d'exercices violents du corps et de l'esprit, de veilles immodérées, de liqueurs fortes, du libertinage. S'abstenir des causes de la maladie, user d'aliments digestibles, tels que soupe, bouilli, rôti de veau, de mouton, de volaille, se priver de viande noire, d'aliments salés, épicés, de pâtisserie, de liqueurs, prendre un sixième de vin dans l'eau, de l'eau panée, de l'orgeat, ou de la limonade. Si, avec ce régime, l'échauffement ne disparaît point, recourir aux purgatifs, au lait, aux bains, aux lavements, tels sont les moyens de détruire cette affection.

L'épuisement est le dernier degré de l'échauffement. Il est produit par un travail excessif du corps et de l'esprit, ou par le libertinage. Soyez modéré, purgez-vous, et vous serez guéri.

Hémorrhagie. C'est moins une maladie que le symptôme d'une maladie. Elle est interne ou externe. Celle-ci est plus facile à guérir. L'hémorrhagie externe à la suite de chûte, coupures, contusions, est l'œuvre du chirurgien. Je ne parlerai que de l'interne, comme hémor rhagies des organes génitaux, du nez, des oreilles, des yeux, de la bouche, provenant de l'estomac ou de la poitrine.

Lorsque les hémorrhagies arrivent sans accident extérieur, elles procèdent toujours de la rupture des vaisseaux conducteurs du sang. Cette rupture arrive par le gonflement extraordinaire de petits vaisseaux sanguins dilatés outre mesure, qui se déchirent, et laissent sortir le sang qui forme l'hémorrhagie.

Le gonflement des vaisseaux arrive toujours par les obstacles qui s'opposent à la circulation du sang et l'obligent de refluer.

Ces obstacles sont produits par des obstructions dans les différents viscères. Ces obstructions sont dues aux humeurs qui s'y épaississent, parce qu'elles n'ont pu être filtrées.

D'où il suit que pour remédier à ces hémorrhagies, il faut évacuer les humeurs non filtrées et détruire les obstructions qui occasionnent le reflux du sang et l'hémorrhagie. Le moyen d'y remédier n'est pas la saignée, mais la purgation.

On peut empêcher le saignement du nez avec l'eau vinaigrée, mais l'hémorrhagie s'arrête encore par l'amas du sang figé entre les compresses qu'on multiplie jusqu'à ce que le sang ne puisse plus les pénétrer et qu'il ferme les vaisseaux.

Le sang est un baume qui vaut mieux que toutes les applications et les ligatures. Les hémorrhagies des oreilles et des yeux sont des symptômes d'apoplexie. (*Voyez* liv. II, chap. 1er.)

Pour l'hémorrhagie de poitrine, (*Voyez* liv. II, chap. VIII, livre III, ch. II.)

Pour l'hémorrhagie des parties génitales, (*Voyez* liv. IV, ch. IX, liv. VI, ch. IV.)

On doit dans tous ces cas, prendre du repos, se purger, et employer la tisane de guimauve, d'orge, de chiendent, de consoude, et surtout de centaurée commune et de tormentille droite.

Chapitre XIII.

Des douleurs, de l'écoulement supprimé et des éruptions rentrées, de l'inanition des vaisseaux et de l'atrophie.

Des douleurs. Les douleurs attaquent toutes les parties du corps. Elles proviennent souvent d'une maladie quelconque : coupure, piqûre, coup, chûte.

Si elles viennent de maladie aiguë ou chronique, on traitera par la purgation la maladie qui les produit.

Des écoulements supprimés et des éruptions rentrées. La sueur interceptée produit la pleurésie et les douleurs rhumatismales, les dartres suppurantes, la gale, les pustules de la petite vérole : et toutes les éruptions rentrées causent des maladies plus ou moins graves. Il faut y remédier, en éloignant, par la purgation, de la tête, de la poitrine et du bas-ventre les humeurs rentrées.

De l'inanition des vaisseaux et de l'atrophie. Ces maladies proviennent toujours d'une grande maigreur attribuée à la perte de la semence et des esprits animaux. Si cette maigreur vient du libertinage, il faut se priver de ce qui cause la maladie, user de bons aliments et se purger trois ou quatre fois par mois, et même plus souvent. Le lait de vache et celui d'ânesse conviennent tout en se purgeant. Si l'atrophie ou la consomption viennent de la phthisie, de la syphilis, du scorbut et autres, on se guérira en traitant la maladie qui en est la cause. L'inanition des vaisseaux, l'atrophie, le marasme, la grande maigreur et la consomption sont des symptômes de la phthisie. (*Voyez* liv. III, ch. XI.)

Chapitre XIV.

Syphilis, scorbut, écrouelles, ulcères, fistule.

La syphilis, produit du libertinage, se manifeste par l'inflammation et la tumeur au prépuce, l'ardeur d'urine, les bubons aux aines, la gonorrhée, les pustules dans diverses parties, les ulcères chancreux et calleux, les nodus, les verrues, les taches rouges, l'inflammation des testicules, l'enrouement, le relâchement de la luette avec érosion, le tintement d'oreilles, la surdité, l'aveuglement et autres symptômes qui ne sont qu'une suite du virus syphilitique dont les humeurs sont infectées. Ce virus est une espèce de venin qui pour l'ordinaire, se manifeste sur les parties qu'il touche et produit des effets plus ou moins dangereux, suivant sa malignité. Si le virus ne paraît pas à l'extérieur, il peut cependant vicier les humeurs en circulant avec le sang, c'est pourquoi le médecin doit s'assurer de la cause de la maladie. Il faut éviter le mercure qui fixe quelquefois le virus, et le remplacer par la purgation, sans oublier surtout d'employer les bains de vapeur, les lotions sur les ulcères, avec l'écorce de chêne et les feuilles de framboisier, et la tisane de roseau commun, de scabieuse des champs, de salsepareille, d'aigremoine, de racine de buis, de bourrache, d'écorce du bois de gaïac, de peuplier, de chiendent avec une cuillerée de poivre cubèbe.

Du scorbut. Il se manifeste par des taches rouges ou pourprées, par une démangeaison à la bouche, des ulcères aux gencives avec effusion de sang, ébranlement et noirceur des dents, puanteur d'haleine, pouls inégal, douleurs vagues, tumeurs de différents caractères, ulcères malins, carie, amaigrissement universel, et autres affections provenant du défaut de filtration des humeurs qui étant arrêtées peuvent, par leur séjour et leur épaississement, produire toutes les maladies ensemble. C'est à ce tissu de maladies qu'on donne le nom de scorbut.

Les principaux symptômes du scorbut se manifestent par l'érosion des gencives et les taches livides de la peau, d'où l'on doit conclure que cette maladie est surtout produite par le défaut de filtration de la bile qui, déposée çà et là, y forme par son séjour des taches livides, et par son âcreté l'érosion des gencives, les ulcères, et autres symptômes qui naissent de la négligence à remédier au mal dès son origine. Il faut se hâter de chasser les humeurs arrêtées et de détruire les obstructions et les mauvais levains qui en sont la cause.

On peut user de lait, des tisanes de cresson, de raifort sauvage, de patience, de fumeterre, de cochléaria et autres du goût du malade, afin de le porter à boire souvent pour dissoudre et faciliter la sortie de la bile âcre, maligne et corrosive, qui produit souvent les taches et les ulcères scorbutiques.

Ecrouelles ou humeurs froides. Elles se manifestent par des tumeurs qui attaquent toutes les parties du corps, même les os, qu'elles gonflent et qu'elles carient. Ces tumeurs sont le plus souvent fixes et immobiles; elles s'enflamment et suppurent difficilement. Les ulcères qui en résultent sont presque cancéreux, leurs bords sont calleux, douloureux et quelquefois fistuleux. Ces tumeurs froides procèdent de l'épaississement et de l'adhérence des humeurs non filtrées et arrêtées, par la mauvaise qualité des eaux et des aliments, le mauvais lait d'une nourrice, un virus syphilitique négligé dans le père du scrofuleux, etc.

Les astringents, en fermant les plaies, empêchent la sortie du virus scrofuleux, et peuvent occasionner la mort. Pour la guérison des écrouelles on doit chasser les humeurs non filtrées et arrêtées, et désobstruer insensiblement les viscères qui doivent les filtrer. La centaurée, la gentiane jaune, l'écorce d'épine-vinette, la patience, le fumeterre, le frêne commun doivent être employés en tisane.

Ulcère et fistule. Elles ne diffèrent qu'en ce que la fistule est un ulcère sanieux et caverneux. Elle consiste dans le sinus que la mauvaise qualité du pus creuse dans l'ulcère, ce qui demande presque toujours la main du chirurgien, pour faire des injections dans les sinuosités de la fistule. On se sert d'eau de feuilles de noyer ou du suc des feuilles de ronces pour les déterger, ou bien on fait des lotions avec le romarin et le framboisier, auxquels on mêle une demi-cuillerée de myrrhe. Cependant les ulcères, surtout les fistuleux, veulent être dégorgés par la suppuration, et il est toujours dangereux de les cicatriser. Mieux vaut entretenir l'écoulement du pus par l'onguent dont nous avons donné la recette (Voyez *bubon*, livre Ier, ch. VII.)

La cicatrisation se fera d'elle-même, malgré l'application de cet onguent, lorsque, par le fréquent usage des purgations, l'humeur phlegmoneuse saline, âcre qui produit l'ulcère, sera tarie. On peut continuer longtemps l'application de l'onguent sur l'ulcère cicatrisé, afin de ramollir la callosité de la cicatrice, et s'il se produit des excroissances de chair sur la plaie, vous les ferez disparaître, en y appliquant une pincée de sucre en poudre. La tisane d'aigremoine, de benoite commune, d'écorce de chêne, d'orme commun et de betoine, ou bien celle de frêne commun et de fraisier rouge peut être employée avec succès. Les ulcères et fistules provenant de syphilis, de scorbut, d'écrouelles seront guéris avec la maladie qui les produit.

Chapitre XV.

Stagnation du sang et du pus, phlegmon, abcès, suppuration et gangrène.

Stagnation du sang et du pus. La stagnation du sang est mortelle, lorsqu'elle arrive par un épanchement subit du sang dans les cavités du cerveau ou dans la cavité de la poitrine. Cette maladie arrive souvent à la suite de la phléthore. On la guérit en traitant celle-ci. La stagnation du pus procède de la rupture d'un ou de plusieurs abcès. Si elle est considérable et subite dans la tête ou dans la poitrine, elle est mortelle.

Si les abcès dans la poitrine ou dans la tête se manifestent par des difficultés de respirer, par des douleurs vives à l'endroit où le dépôt se forme, on doit tâcher d'évacuer par les selles la matière qui forme l'abcès, afin d'en diminuer le volume et d'en empêcher la rupture. Le malade doit user d'eau panée ou d'une tisane à son goût, et en boire autant que son estomac pourra le lui permettre, afin que cette eau, circulant avec le sang, puisse délayer et dissoudre la matière de l'abcès et en faciliter la sortie, par les mêmes vaisseaux qui avaient servi à le former.

Phlegmon, abcès, suppuration. Le phlegmon est une tumeur inflammatoire, et lorsqu'elle ne s'élève pas en tumeur, on l'appelle phlogose. L'abcès est la suite du phlegmon et autres inflammations. Si le phlegmon est produit par la syphilis, les écrouelles ou le scorbut, il faut d'abord traiter ces maladies. Si le phlegmon attaque un sujet qui ne soit soupçonné d'aucune de ces affections graves, on évacue les humeurs. Lorsque l'humeur du phlegmon est en trop grande quantité pour être attirée par le purgatif, elle forme des abcès dont on facilitera extérieurement la suppuration, en y appliquant un emplâtre de l'onguent. (V. *bubons*, liv. Ier, ch. VII.

L'abcès est mûr, lorsque la tumeur forme une pointe sensible et que les alentours sont moins rouges. On peut alors le percer. Pour l'amener à suppuration, on emploie aussi les cataplasmes de guimauve ou de farine de lin qu'on renouvelle toutes les deux heures. On peut y joindre un oignon cuit et écrasé. Si la douleur est trop forte, faites bouillir une tête de pavot avec l'eau de guimauve

Cet article concerne les furoncles, les clous, les charbons, les maux d'aventure, les panaris.

De la gangrène. Elle se manifeste par la froideur et l'insensibilité de la partie, et par l'odeur cadavéreuse qui s'en exhale. Cette maladie est produite par la cessation de la circulation du sang et des esprits dans cette partie.

On appelle sphacèle la gangrène dont la mortification est parfaite. Elle est alors sans remède. La gangrène est interne ou externe. L'interne est une espèce de pourriture à la suite de fièvres putrides, malignes, scorbutiques.

La gangrène externe est souvent l'effet de la malpropreté, ce à quoi on remédie en tenant le mal proprement, par de fréquents lavages avec l'eau-de-vie, ou la camomille romaine pilée avec beurre frais et employée en fomentation. On peut également se servir de l'onguent dont il a été parlé au chapitre VII de ce livre.

La gangrène peut encore venir des ligatures qui, s'opposant à la circulation du sang et des esprits, occasionnent la froideur, l'insensibilité et la gangrène, à laquelle on ne peut remédier qu'en levant promptement cette ligature.

Elle est aussi produite par un froid extrême qui fige dans les vaisseaux le sang et les humeurs, et en empêche la circulation. Il faut alors rappeler insensiblement la chaleur, non pas en approchant le malade du feu, mais en le mettant dans un lit bien couvert. On lui fera alors des frictions avec de la flanelle ou avec du linge un peu chaud. Il arrive souvent qu'on croit sphacelée une partie qui ne l'est pas, c'est pourquoi je suis d'avis de ne pas faire de scarifications à la partie gangrenée, mais d'y appliquer l'onguent (ch. VII) et de purger, afin de désobstruer l'intérieur du corps et de faciliter la circulation du sang et des esprits dans la partie gangrenée. La scarification fait aussi beaucoup souffrir le malade, et trouble la circulation du sang et des esprits d'où procèdent la fièvre et autres accidents qui nuisent à la guérison.

Chapitre XVI.

Fluxion catharrale, cachexie, œdème et emphysème, hydropisie générale.

Fluxion catharrale. Ce n'est autre chose qu'un dépôt d'humeurs sur une ou plusieurs parties du corps. Les douleurs qui se font sentir à la partie affectée annoncent le siége de la fluxion. Que ce dépôt soit produit par une transpiration arrêtée par le froid, un coup de soleil ou de toute autre façon, il faut l'évacuer. Quels que soient les engorgements occasionnés par la fluxion catharrale, la saignée ne peut que les augmenter, en diminuant le volume du sang et en affaiblissant le ressort des vaisseaux où il circule. Il n'est pas nécessaire de provoquer la sueur par des sudorifiques, lorsqu'on emploie des purgatifs doux et efficaces qui, en désobstruant les viscères, ouvrent la secrétion de la sueur et toutes les autres secrétions, par lesquelles on se débarrasse naturellement et sans danger de ce qui incommode. La tisane de bourrache, de fleurs de tilleul avec du miel, et celle de scabieuse ne sont cependant pas plus nuisibles que les bains de vapeur.

Cachexie. Dépravation des humeurs occasionnée par des digestions viciées, un air impur, de mauvais aliments, un virus syphilitique et scorbutique. La peau d'un cachectique est livide, verdâtre, maigre et bouffie.

Une nourriture légère et facile à digérer est nécessaire, ainsi qu'un bon air, car un air vicié et de mauvais aliments obstruent les visceres et dérangent l'ordre des secrétions. Quand l'estomac se trouve désobstrué, on prend une nourriture plus solide. La tisane de frêne commun, d'hyssope, de sauge, d'absinthe, de racine de d'aunée, s'emploie utilement, ainsi que les bains aromatiques et des frictions sur le corps avec une brosse douce.

du linge chaud, une éponge, de la flanelle, pour déplacer l'humeur.

OEdème et emphysème. L'œdème ou bouffissure est une infiltration de sérosités qui forme dans les chairs une tumeur pâle, molle et indolente où les doigts s'impriment facilement. Il se manifeste principalement sur les paupières, le visage, les mains, les bras, les pieds et les jambes. On appelle leucophlegmasie l'œdème qui se répand sur toutes les parties du corps. Les pertes de sang et les maladies tant aiguës que chroniques produisent assez souvent l'œdème.

Dans les derniers mois de la grossesse, les femmes enceintes sont exposées à l'œdème des jambes. Ces sortes d'œdèmes accidentels n'ont rien de dangereux, surtout lorsque la situation horizontale en dissipe l'enflure; mais si l'œdème vient à la suite de maladies chroniques, il est l'avant-coureur de l'anasarque ou de toute autre hydropisie.

Emphysème. Bouffissure élastique qui ne retient point l'impression des doigts. Ces deux maladies viennent d'une infiltration de sérosités détenues et arrêtées, qu'il faut évacuer.

Les topiques astringents doivent être rejetés, parce qu'ils font rentrer les sérosités sans les dissiper, et que celles-ci peuvent se déposer dans la tête ou dans la poitrine.

Hydropisie générale. C'est un amas de sérosités produit par l'obstruction de tous les viscères qui, s'opposant à la filtration de celles-ci, en occasionne l'épanchement dans toutes les parties du corps. On convient qu'alors il faut purger. On emploie même les purgatifs hydragogues les plus violents; mais si ces purgatifs peuvent bien évacuer une sérosité épanchée, ils engorgent les viscères par leur violence plutôt que de les désobstruer. Il faut donc abandonner les purgatifs violents et s'en tenir à un purgatif doux, qui passe en forme de chyle dans le sang, et circulant avec lui jusque dans les extrémités capillaires des vaisseaux qui composent les viscères obstrués, les désobstrue insensiblement.

Si l'hydropisie vient d'une rétention d'urine occasionnée par des glaires, des viscosités ou des calculs qui s'opposent à son libre cours, on sera plus promptement délivré que si l'obstruction est générale.

Les saignées et les vomitifs ne sont pas moins contraires que les purgatifs violents.

Les uns ont employé avec succès la tisane de cresson et d'oignons blancs, d'autres l'aigremoine, les baies de genievre, le frêne commun, la pariétaire, le framboisier, la bourrache, la racine de persil et surtout la reine des prés, *spirea Ulmaria*. On fait infuser une poignée de cette plante dans un litre d'eau, et l'on en boit trois tasses par jour. Dans tous les cas, il faut user de bains de vapeurs et placer des bouteilles chaudes aux pieds et aux côtés. (*Voyez* chap. VII.

Chapitre XVI.

Des engorgements et des squirrhes. Du cancer, des tumeurs enkystées.

Les engorgements tant internes qu'externes se manifestent par la grosseur de la partie engorgée, occasionnée par le séjour et l'épaississement du sang ou des humeurs dans les vaisseaux qui la composent. De là, la distinction des engorgements sanguins occasionnés par le sang et des engorgements lymphatiques occasionnés par la lymphe ou les humeurs. Dans les deux cas, ils procèdent des humeurs non filtrées qui, en arrêtant le sang, l'obligent de circuler avec trop de précipitation dans certaines parties du corps, d'en distendre les vaisseaux et de les engorger. Ces humeurs séjournent dans les vaisseaux qui composent les différentes glandes ou les viscères destinés à leur filtration, s'y épaississent et forment par leur adhérence des obstructions plus difficiles à vaincre que l'engorgement. La tisane d'hyssope, de chiendent et de fleurs de tilleul contribue à la guérison de ces affections. Voyez *Goitre*, livre II, chap. XI.

Les squirrhes se manifestent par la dureté de la tumeur, occasionnée par l'épaississement, l'adhérence et le dessèchement des humeurs arrêtées. Ils sont difficiles à guérir, si au lieu de purgatifs, on emploie des topiques.

Du cancer. Il est occulte ou manifeste. Le cancer occulte est produit par les humeurs arrêtées dans le sein, ou la compression des vaisseaux qui le composent, et le séjour des liquides qui, ne pouvant circuler par le défaut de ressort des vaisseaux trop distendus, comprimés, et peut-être déchirés, s'y épaississent et forment en se desséchant une dureté squirrheuse ou cancer occulte. Le cancer manifeste est une espèce d'ulcère squirrheux au sein occasionné par une sanie ou sérosité corrosive qui le ronge et le perce. On ne doit recourir à l'opération que dans le cas où, après avoir employé toutes les ressources de la médecine, la tumeur devient si considérable et les douleurs si vives que le malade la réclame. Le cancer peut se former sur toutes les parties du corps. Il faut se purger et employer l'onguent. Voyez *Bubon*, livre I, chap. VI.

Les dessiccatifs qui, en fermant les ouvertures du cancer, s'opposent à la sortie de l'humeur séreuse, âcre et corrosive, qui cause l'ulcère cancéreux, doivent être évités avec soin. Dans le cas où l'inflammation serait grande et la douleur vive, il faut en appliquant sur toutes les ouvertures, des emplâtres d'onguent (Voyez *Bubon*, page 20.) pour entretenir la suppuration, appliquer sur la partie enflammée un cataplasme de lait et de mie de pain entre deux linges. On se sert encore du cataplasme de fleurs de trèfle bouillies, passées et cuites de nouveau jusqu'à consistance de sirop.

Tumeurs enkystées. Elles peuvent attaquer toutes les

parties du corps où elles forment des loupes, goitres, ganglions, etc. Ces tumeurs sont occasionnées par quelque contusion ou quelque vice de la masse des humeurs. Plus le progrès des tumeurs enkystées est grand, plus elles sont difficiles à guérir. Quand elles sont anciennes, on les emporte par l'opération, par des corrosifs ou des ligatures, si la base étroite de la tumeur le permet. Ces opérations sont dangereuses, si les tumeurs enkystées tiennent aux tendons, aux ligaments, aux sutures.

Si l'on extirpe ces tumeurs, avant d'avoir détruit le vice intérieur qui les produit, celui-ci les fait renaître sur la même partie ou sur toute autre, ou bien il se porte dans la tête, dans la poitrine ou le bas-ventre, et y produit une maladie plus dangereuse.

Ces tumeurs doivent être traitées comme les squirrhes, et si elles suppurent, on les traite comme des cancers manifestes. Ces maladies paraissent incurables, mais on ne doit jamais en désespérer avec les purgatifs. On peut faire avec avantage des frictions, soit avec le savon, soit avec l'huile camphrée ou le vinaigre et l'absinthe. On met infuser une poignée d'absinthe dans un quart de litre de bon vinaigre auquel on ajoute une cuillerée de sel et autant de poivre. On passe le tout et l'on se sert de cette eau en cataplasmes ou en frictions. Si ce cataplasme agit avec force, on le frotte de savon.

Chapitre XVIII.

Anévrisme, varices, sarcôme, verrues et cornes.

Anévrisme et varices. L'anévrisme est une grosseur occasionnée par la dilatation de l'artère. On donne à cette espèce d'anévrisme celui de vrai. On appelle anévrisme faux celui qui est produit par l'extravasation du sang dans le tissu de l'artère ou le corps cellulaire qui l'environne. La piqûre de l'artère du bras donne lieu à l'anévrisme. Il est quelquefois suivi d'inflammation et de gangrène. L'anévrisme est assez souvent la suite de contusions, de plaies, etc.

Des varices. Ce sont de petites tumeurs molles occasionnées par la dilatation de la veine. Elles sont intérieures ou extérieures. Les intérieures sont réputées incurables. On opère les extérieures, mais le succès y répond rarement.

L'anévrisme et les varices ne viennent pas du sang, car cette dilatation n'arrivant qu'à certaines parties des artères et des veines, il est aisé de comprendre qu'elle est occasionnée par le relâchement des fibres qui composent la partie de l'artère et de la veine où se forment l'anévrisme et les varices.

Ce relâchement ou défaut de ressort de l'artère ou de la veine est toujours occasionné par une sérosité épanchée dans les fibres qui composent l'artère et la veine. Une saignée affaiblirait le ressort des vaisseaux, en diminuant le sang. Un purgatif doux attirera les sérosités extravasées dans les membranes des portions des artères et des veines dilatées, et fera cesser les anévrismes et les varices. L'incertitude de l'opération fait une loi de n'y recourir jamais.

Du sarcôme, des verrues et des cornes. Le sarcôme est une tumeur charnue, compacte et solide, à laquelle on a donné différents noms, selon la partie du corps qu'elle occupe. Si elle est placée à l'intérieur du nez, on l'appelle polype ; si l'excroissance est aux testicules, on l'appelle sarcocèle. Celles qui sont situées à l'anus s'appellent condylômes, fics, etc. Je ne parle point des excroissances de naissance, telles que fraises, mûres, grains de raisins, etc. On appelle champignons les excroissances qui s'élèvent des bords et du fond des plaies.

Le sarcôme extérieur n'a pour l'ordinaire rien de dangereux ; il arrive, mais rarement, qu'il s'ulcère et se gangrène comme les autres tumeurs.

Les verrues sont des excroissances qui naissent sur toutes les parties du corps, mais principalement au visage, aux mains, au cou; elles tiennent quelquefois par une large base, d'autres fois par un pédicule. Les verrues n'ont rien de dangereux, si l'on excepte celles du nez, des paupières et des lèvres, qui peuvent devenir cancéreuses.

Les cornes, semblables à celles des animaux, ne tiennent pour l'ordinaire qu'à la peau, il y en a cependant qui pénètrent jusqu'aux os.

Ces excroissances procèdent des mauvais levains occasionnés par un vice interne ou par un défaut de conformation. Dans ce dernier cas, l'excroissance est incurable autrement que par l'opération, qui est dangereuse, si l'excroissance tient aux articulations et aux parties tendineuses.

Si elle vient d'un vice interne, on ne peut s'en délivrer qu'en purgeant. Le suc de tithymale, de figuier, de chélidoine ou de camomille romaine avec germandrée verte appliqué sur les verrues les dissipe assez souvent, lorsqu'elles n'ont pas un mauvais principe. Un purgatif doux fera le même effet.

Chapitre XIX.

Des contusions, des plaies et des blessures.

Des contusions. Les contusions sont plus ou moins dangereuses. Celles qu'on reçoit à la tête, à la poitrine, au bas-ventre, aux testicules, le sont plus que celles des cuisses, des jambes, des bras. Les hémorrhagies et autres accidents qui arrivent à la suite des contusions à la tête, à la poitrine, au bas-ventre, aux testicules, annoncent la rupture qui a dû se faire des vaisseaux qui fournissent le sang. Les dépôts et les suppurations s'ensuivent, et la saignée ne convient pas dans ces cas, car le sang est le vrai baume qui donne aux vaisseaux le ressort dont ils ont besoin. Si le sang est affaibli par les saignées, il dépose dans la partie meurtrie des sérosités qui forment un dépôt interne plus dangereux que celui qui aurait été occasionné par le sang, si l'on n'eût pas fait de saignées. On ne peut espérer la consolidation d'un vaisseau interne ouvert ou coupé par la contusion, que par le dépôt du sang extravasé, qui, venant à se fixer contre les ouvertures du vaisseau, lui sert de ligature ou de compresse.

Il est donc essentiel, dans toutes les contusions internes, de ne point saigner, mais de conserver le sang, afin qu'il puisse fournir à l'épanchement interne nécessaire pour consolider les vaisseaux déchirés ou détruits. Cet épanchement, qui peut garantir de la mort, produira à la vérité des abcès internes, aussi nous conseillons de recourir à la purgation et au traitement indiqué au mot *abcès* (livre Ier, ch. xv.). Une tisane d'écorce de chêne, de lierre terrestre, de bourrache et de benoîte commune ne peut qu'être profitable.

Les petites contusions extérieures se guérissent avec du papier savonné et trempé dans du vin ou de l'eau-de-vie, qu'on applique sur la partie meurtrie. On peut y appliquer encore une compresse trempée dans le vin ou de l'eau-de-vie mélangée de savon, si la meurtrissure est plus considérable.

Si, par ce moyen, la contusion externe ne peut se résoudre, le sang et les autres humeurs extravasées formeront un abcès qu'on traitera comme au ch. xv. (*Abcès*).

Des plaies. Les plaies accompagnent souvent les contusions considérables; elles sont externes ou internes. On appliquera sur les plaies externes l'onguent décrit au livre Ier, ch. vii.

Si la plaie est interne, on se conformera à ce qui a été dit au ch. xv. (*Stagnation du sang*.)

Si les plaies sont occasionnées par un virus dartreux, syphilitique, scorbutique, ou scrofuleux, suivez ce qui a été dit pour le traitement de ces maladies.

Les plaies internes sont toutes dangereuses, puisqu'elles forment des stagnations de sang et de pus, et des abcès. Celles qui sont externes ne sont dangereuses qu'autant qu'elles sont produites par un vice interne. Ces sortes de plaies ne peuvent être gueries qu'en détruisant le vice interne.

Si la plaie était considérable, il survient des hémorrhagies. (Voyez ce mot.)

Si la plaie est une simple écorchure occasionnée par le frottement, la compression ou la malpropreté, lavez-la avec du vin chaud ou avec de l'eau-de-vie, dont on imbibe la compresse appliquée sur l'écorchure.

Lorsque la plaie est large, on en rapproche les lèvres qu'on lave avec de l'eau; on enlève, s'il est possible, les corps étrangers, et l'emploi d'une compresse et d'une bande sert à la soutenir. Si un artère était lésé, on tamponnerait la plaie avec de la charpie imbibée d'eau de mélisse, d'eau de Cologne ou d'esprit de vin. On fait des lotions avec une infusion de fraisier, d'écorce de chene et une demi-cuillerée de myrrhe, et l'on emploie au besoin la camomille fétide et le lierre terrestre en cataplasme.

De la brûlure. Elle est plus ou moins dangereuse, selon les parties du corps qu'elle occupe et selon qu'elle est plus ou moins superficielle. Toute brulure est suivie d'une vive douleur accompagnée d'inflammation et de pustules. Les plaies qui en résultent sont difficiles à guérir. La brûlure du tonnerre, ainsi que les blessures profondes, dégénèrent pour l'ordinaire en gangrène, ce que l'on connait à la couleur de la peau, qui devient livide et noire. (*Voyez* ch. xv.)

Lorsque la brûlure est superficielle, on en prévient le progres, soit en couvrant la partie brûlée avec un cataplasme de confitures, soit en plaçant sur la plaie plusieurs doubles de coton qu'on arrose d'eau fraiche, jusqu'à ce que la partie affectée ne ressente plus de douleur au grand air.

On ne doit employer l'opium dans les cataplasmes et les emplâtres, que si le malade ne peut supporter les douleurs, car il est à craindre que le trop grand relâchement des vaisseaux sanguins et nerveux, qui composent la partie brûlée, n'occasionne la gangrène. Dans toutes les brûlures et même dans celle qui est causée par une arme à feu, il faut se purger et prendre la tisane de bourrache, fraisier et frêne commun. On peut aussi faire des lotions avec une infusion de fraisier, d'écorce de chêne, et une demi-cuillerée de myrrhe.

Chapitre XX.

Morsure et piqûre des animaux, de l'hydrophobie et des poisons.

Morsure et piqûre des animaux. Elle est plus ou moins dangereuse, suivant la force du venin communiqué. La morsure de la vipère occasionne la douleur la plus vive, à l'endroit de la plaie, qui s'enfle ainsi que tout le corps. Le malade éprouve la sécheresse de la bouche, des langueurs, des palpitations, le hoquet, des vomissements auxquels succèdent des convulsions, des sueurs froides, et la mort qui arrive plus tôt ou plus tard, selon la peur du malade et la longueur du temps qui se passe, avant qu'on puisse le secourir. Cette morsure demande un prompt secours, et il ne faut pas surtout recourir à l'amputation, car on ne peut la faire assez tôt, outre qu'elle est dangereuse, pour empêcher le venin de se communiquer à toutes les parties du corps, en se mêlant au sang.

Lorsqu'on est piqué d'une vipère, on fait saigner la plaie, en l'ouvrant autant qu'on le peut, pour faire sortir le venin, et il faut éviter de la sucer pour ne pas communiquer le venin au sang par la salive. On en adoucit l'âcreté par l'application de la graisse de vipère ou de l'huile d'amandes douces.

Aussitôt que possible, il faut user d'un purgatif qui se mêle avec le sang, circule avec lui dans les vaisseaux secrétoires, et en sépare par les vaisseaux excrétoires le venin qui cause tout le ravage. Si vingt-quatre heures après la morsure, et à la suite d'évacuations copieuses, le malade se trouve mieux, il suffira de le purger une fois par jour pendant une semaine. On agira de même à l'égard de l'aspic, des serpents et autres animaux venimeux.

Les cordiaux de toute espèce peuvent être employés, au goût du malade. Les bouillons gras, succulents, faits avec le bœuf, le mouton, la volaille seront dégraissés et donnés au malade autant qu'il en voudra boire. On y joint la crème de riz, le vermicelle et autres potages gluants dans le but d'adoucir l'âcreté du venin. Le lait de vache ou de chèvre pur et en soupe sont également bons.

La piqûre de l'araignée et celle du scorpion n'ont rien de dangereux dans nos pays tempérés, mais il n'en est de même dans les pays chauds.

La piqûre des abeilles et des guêpes cause une inflammation qui se dissipe sans danger. S'il survient de la fièvre et des accidents fâcheux, retirez d'abord l'aiguillon, et appliquez-y du persil pilé. Le mal disparaît à l'instant, si après avoir pressé la piqûre, on la frotte avec une feuille de plantain écrasée et imbibée d'huile. Lorsque le corps n'est pas sain, une simple piqûre peut causer de graves accidents.

Hydrophobie. Cette maladie appelée rage arrive à la suite de la morsure d'un animal enragé. On a observé que les chiens enragés n'aboient pas : leur voix rauque effraie les autres chiens ; ils marchent la queue et les oreilles basses ; ils refusent surtout la boisson et deviennent furieux, avec la gueule béante et pleine d'écume, et ils périssent dans les convulsions. On prétend que le venin de la rage peut se communiquer par le simple contact de la bave. On dit encore que ce venin, qui se développe le plus souvent, après le quarantième jour de la morsure, peut rester caché dans l'homme, pendant des mois et des années. Il est plus probable que dans ce cas le mal vient de quelque dérangement du cerveau, soit phrénésie ou folie, qu'on aura attribué à la rage. Un venin si subtil, qui peut passer dans le sang par le simple contact, ne peut rester caché pendant des années dans le corps humain. Un homme ainsi mordu sent des douleurs vives à l'endroit de la morsure; il perd le sommeil, devient triste, éprouve des bâillements, fuit les compagnies, a une soif ardente et ne peut boire par l'horreur que l'eau lui inspire. Ce symptôme est le moins équivoque de tous ceux de la rage. Il est suivi du vomissement, du hoquet, de l'égarement des yeux, de l'aliénation de l'esprit, à laquelle succèdent des grimaces affreuses, l'envie de mordre, les convulsions ou les syncopes, qui enlèvent le malade le troisième ou le quatrième jour après que la maladie s'est déclarée. J'ai dit que l'horreur de l'eau est le principal symptôme de la rage, cependant il y a des maladies chroniques où ce symptôme existe. Il arrive aussi à la suite de l'affection hystérique, ce qui a fait dire qu'il y a des rages spontanées.

L'hydrophobie procède, avons-nous dit, du venin de la rage communiqué au sang par la morsure. Ce venin subtil occasionne un dérangement considérable dans les sécrétions, et surtout dans celle des esprits animaux. Pour en guérir, on doit au plus tôt chasser ce venin par les purgatifs, bassiner la plaie avec du vinaigre dans lequel on fait fondre un peu de beurre. Le vomissement par l'ipécacuanha ne peut que faire du bien. Il en est de même de la valériane, du framboisier, de la sauge, de la rhue, des clous de girofle pris en tisane. La racine d'angélique mâchée est conseillée avec succès, pour faire sortir le venin par les urines ou les sueurs. Il en est de même de la racine en poudre du plantain aquatique, ou de la racine d'aunée en tisane.

Remède éprouvé pendant 30 ans avec succès contre la rage, même après les premiers accès.

Prenez les coquilles de dessous des huitres mâles, ce sont celles dont le poisson a un bord noir. Faites calciner ces coquilles sur un brasier, jusqu'à ce qu'elles se rompent sans effort. Réduisez-les en poudre impalpable passée au tamis de soie. Conservez cette poudre dans un pot de faïence bien bouché, et renouvelez-la tous les six mois de peur qu'elle ne perde sa force.

Dose pour les hommes. Prenez 62 grammes de cette poudre et divisez en 4 paquets. Si le malade n'a pas mangé depuis trois heures, donnez-lui le premier paquet dans du vin blanc. Il ne mangera que trois heures après, et il se promènera. La deuxième dose se prendra le lendemain matin à jeun, la troisième se donne le quatrième jour, et la dernière se prend le sixième jour.

On agit de même pour un chien, mais au lieu de vin blanc, on met chaque dose dans un œuf en omelette et sans sel.

Pour les chevaux et les bœufs, on prend 186 grammes de poudre qu'on leur administre en quatre parties comme ci-dessus ; et chaque dose se met dans une bouteille de vin blanc.

Des poisons. Ce sont des substances qui étant prises en petite quantité nuisent au corps et peuvent causer la mort. Les animaux, les végétaux et les minéraux nous fournissent divers poisons. Ceux qui sont tirés des végétaux et des minéraux ne sont pas moins dangereux que celui qui est communiqué par la morsure des animaux venimeux. Dès qu'on aura pris du poison, il faudra doit se conformer à ce qui a été dit dans le § 1er de ce chapitre.

Je ne serais pas d'avis d'user des vomitifs, qui sont par eux-mêmes des poisons, mais d'aider seulement au vomissement (lorsqu'il est indiqué), en donnant au malade de l'eau tiède ou de l'huile en quantité, pour faciliter la sortie des matières corrosives par haut et par bas, afin de diminuer et d'adoucir, autant que possible, les accidents fâcheux qui en dépendent. Il ne faut user des vomitifs que contre les poisons narcotiques.

Livre II.

DES MALADIES DE LA TÊTE ET DES NERFS

Chapitre Ier

Du vertige, de l'assoupissement, de l'apoplexie.

Du vertige. Le vertige se manifeste par le tournoiement des objets qu'on regarde, de sorte que les malades qui sont debout chancellent et se laissent tomber, lorsqu'ils diffèrent de s'asseoir ou de se coucher. Cette maladie procède de l'irrégularité dans le cours des esprits. Si elle n'est causée que par un exercice outré de la danse ou un excès d'application de l'esprit, il suffit de renoncer à ces exercices immodérés pour guérir. Si cette irrégularité dans le cours des esprits procède d'humeurs non filtrées et arrêtées, qui s'opposent à la circulation du sang, le forcent de se porter avec trop d'impétuosité dans la tête et d'en distendre les vaisseaux sanguins, il arrive que le gonflement de ces vaisseaux occasionne la compression des nerfs, l'irrégularité dans le cours des esprits et le vertige qui en dépend. Il faut se purger et prendre la tisane de sauge, de romarin, d'hyssope et de fumeterre. Mais si le vertige vient à la suite de la syphilis, du scorbut, etc., on doit se guérir d'abord de ces maladies. On s'abstiendra des vomitifs, parce qu'ils peuvent par l'étranglement des vaisseaux, produire des épanchements dans la tête. Il n'en est pas de même des eaux minérales de Seltz, de Sedlitz qui sont utiles, en délayant les humeurs visqueuses dont elles facilitent la sortie. Les vésicatoires, les sétons et le cautère sont inutiles, et la nature indique par la purgation un traitement beaucoup plus doux et plus efficace.

De l'assoupissement. Ce n'est pas toujours une maladie. Les personnes les mieux portantes en sont quelquefois atteintes après le repas, et pendant que la digestion s'opère. Les exercices violents et la trop grande tension de l'esprit occasionnent aussi l'assoupissement qui, dans ce cas, n'exige aucun remède.

Il n'en est pas de même des assoupissements profonds et durables, qui sont les avant-coureurs de l'apoplexie. Ils procèdent des humeurs arrêtées et des obstructions qui s'opposent à la circulation du sang, et le font refluer dans la tête où il cause toutes les affections soporeuses et l'apoplexie, lorsqu'on néglige d'évacuer les mauvais levains et de détruire les obstructions.

Les assoupissements, symptômes de certaines maladies, se guérissent en guérissant la maladie.

De l'apoplexie. Elle se manifeste par la perte subite de toute connaissance et la cessation des mouvements du corps. On distingue l'apoplexie séreuse et l'apoplexie sanguine. L'apoplexie séreuse est produite par l'amas des sérosités, qui se déposent dans le cerveau, où elles compriment les nerfs et arrêtent la circulation des esprits d'où procède la privation des sens et du mouvement.

On prétend que l'apoplexie sanguine est produite par le sang qui, se portant en trop grande quantité dans la tête, distend et gonfle les vaisseaux sanguins, qui compriment les nerfs, et empêchent le libre cours des esprits dans les différentes parties du corps privé tout-a-coup de mouvement et de sentiment. Il est vrai que ces deux sortes d'épanchements existent dans le cerveau, car on les découvre ainsi dans les cadavres morts de cette maladie.

Quoique ces deux épanchements soit différents, et que dans l'apoplexie sanguine, le sang se décompose et s'extravase dans la tête et sorte du nez, des yeux et des oreilles, il n'est pas moins vrai que ces deux affections ne viennent que des humeurs non filtrées, arrêtées et épaissies dans les différents viscères, où elles s'opposent à la circulation du sang, et l'obligent de se porter avec [illegible] d'impétuosité dans les vaisseaux de la tête on a produit la rougeur du visage et des yeux, l'hémorrhagie du nez et des oreilles, et autres symptômes qui caractérisent l'apoplexie sanguine.

La différence de l'épanchement du sang ou des sérosités qu'on trouve dans le cerveau des cadavres, ne peut venir que du tempérament cacochyme du malade et de l'abondance des sérosités que le sang, qui s'en trouve surchargé, dépose dans le cerveau où il produit l'hydropisie de cet organe, comme il produit l'hydropisie du bas-ventre et d'autres parties du corps. On doit regarder comme une inflammation du cerveau l'épanchement du sang qui s'y trouve, et attendu que cet épanchement a la même cause que les sérosités, on doit sans perte de temps, et sans avoir égard au genre d'apoplexie, évacuer les humeurs non filtrées et arrêtées, et détruire la cause des obstructions. Il faut donc recourir à la purgation toutes les deux heures, puis se purger une fois tous les huit jours pendant un an, puis une fois tous les mois, pour en prévenir le retour.

On doit rejeter la saignée, parce que celle-ci diminue le volume du sang qui combat contre les humeurs, dont l'effervescence devient d'autant plus grande qu'il y a moins de sang.

Remarquons que ceux qui sont saignés sans ménagement meurent souvent sous la lancette, et que ceux qui réchappent deviennent paralytiques, et retombent peu après dans une nouvelle attaque qui termine leurs jours. Cette observation suffira pour nous convaincre.

Le purgatif doit être pris, soit par la bouche, soit en lavements, et de peur d'augmenter le reflux du sang et des humeurs qui occasionne l'apoplexie, les vomitifs doivent être rejetés, à moins que le remède n'agisse pas trois heures après l'avoir pris. Dans ce cas, on donnera quelques cuillerées de sirop d'ipécacuanha, et même une tisane composée de sauge, d'écorce de peuplier et de fraisier rouge.

Chapitre II.

De la paralysie, de la stupidité, de la perte de mémoire.

La paralysie est la perte du mouvement et du sentiment. Elle est occasionnée par le défaut de circulation dans les fibres nerveuses qui composent les muscles. Ce défaut de circulation des esprits doit être produit par la compression ou l'obstruction des nerfs, et celle-ci procède d'un dérangement dans la filtration des humeurs, d'où il résulte que les humeurs arrêtées dans le sang le troublent, ainsi que les esprits, dans leur circulation naturelle. Pour prévenir les progrès d'une paralysie naissante, il faut recourir à la purgation.

La paralysie est ordinairement la suite de l'apoplexie et des maladies soporeuses. Elle est aussi quelquefois la suite des maladies chroniques.

Les parties paralysées doivent être tenues bien chaudement, pour faciliter la circulation du sang et des esprits. Les bains, les demi-bains, les frictions et les purgatifs peuvent seuls guérir. La tisane de sauge officinale, de benoite commune, de peuplier, de bourrache et de romarin ne peut qu'être profitable.

Stupidité et perte de mémoire. Ces affections procèdent ou d'un défaut de conformation ou d'un dérangement dans la sécrétion des esprits. Dans le premier cas, elle est incurable. Dans le second, elle vient souvent d'un virus scrofuleux, syphilitique ou scorbutique, et même à la suite d'accident ou de maladie grave. Quelquefois les organes du bon sens et de la mémoire se développent plus tard dans certains sujets que dans d'autres, et en exigeant des sujets lents, timides et craintifs plus qu'ils ne peuvent, on les rend stupides.

Souvent encore on profite des dispositions heureuses d'un enfant, à qui on fait faire des efforts de jugement de mémoire, et il s'en ressent toute la vie. Ce dernier excès est plus à craindre que le premier.

Les pertes de mémoire provenant de quelque affection du cerveau peuvent être soulagées avec la tisane de romarin, de sauge, sans négliger la purgation.

Chapitre III.

Insomnie, cauchemar, céphalalgie, coup de soleil.

Insomnie ou perte de sommeil. Elle est accidentelle ou habituelle. Les grands plaisirs ou les grands chagrins affectent si fort l'âme, qu'il en résulte un dérangement dans les sécrétions et surtout dans celle des esprits vitaux, d'où procède l'insomnie accidentelle, qui se guérit assez souvent d'elle-même. Mais comme elle arrive toujours des humeurs arrêtées, qui, par leur séjour et leur épaississement, peuvent produire diverses maladies, on fera bien de les évacuer par la purgation. Si l'insomnie est la suite de maladies aiguës et chroniques, on ne s'en délivre qu'en guérissant la maladie qui la produit. Les remedes hypnotiques ou somnifères sont nuisibles, en ce qu'ils épaississent les humeurs et s'opposent à leur évacuation. Les bains, les humectants et les rafraîchissants qui facilitent, par la transpiration ou la sortie des urines, l'expulsion des sérosités arrêtées concourent à la guérison de l'insomnie.

Cauchemar, incube ou asthme nocturne. C'est une espece d'oppression de poitrine, pendant laquelle ceux qui en sont atteints se trouvent comme étouffés. On s'éveille avec frayeur et souvent avec des palpitations de cœur et beaucoup de lassitude. Cette maladie affecte surtout ceux qui mangent tard et sans retenue, à l'heure du souper. D'où il faut conclure qu'une digestion difficile en est la cause. Cette digestion cause donc un dérangement dans les sécrétions des humeurs ; et celles-ci étant arrêtées troublent le sang et les esprits dans leur circulation, ce qui cause une sorte de reflux dans les vaisseaux et les nerfs, et occasionne la pression ou suffocation du poumon et les symptômes qui en dépendent. La purgation et le soin d'éviter ce qui trouble la digestion suffisent pour la faire disparaître.

Céphalalgie et coup de soleil. La douleur qui n'occupe que la moitié du crâne s'appelle migraine. Si elle occupe une partie peu considérable du crâne, on l'appelle clou. Le coup de soleil est occasionné par l'impression subite des rayons du soleil, qui causent des douleurs et un dérangement notable dans la tète. Les douleurs de tête et le coup de soleil procèdent d'un dérangement dans la sécrétion des esprits occasionné par l'engorgement des vaisseaux qui composent le cerveau.

Le dérangement dans les sécrétions et l'engorgement des vaisseaux, même celui que produit un coup de soleil, procèdent des humeurs non filtrées et arrêtées et l'on en prévient les mauvais effets par un purgatif.

Les saignées de la jugulaire, du bras et du pied ont paru bonnes, mais elles ne servent le plus souvent qu'à aggraver le mal, parce que le sang évacué se trouve remplacé par l'effervescence des humeurs, et que celles-ci acquièrent plus d'empire et forment un plus grand engorgement qui cause les douleurs. Il faut donc s'en tenir aux évacuations, et si l'on recourt à un vomitif, l'eau tiède suffit pour faciliter le vomissement et non pour le provoquer. Employez encore les compresses d'eau vinaigrée froide sur le front, en les renouvelant dès qu'elles s'échauffent. Recourez aux bains de pieds, aux briques chaudes, à la tisane de frêne commun, d'hyssope, de thym ou de sauge et de fleurs de violettes.

Chapitre IV.

Commotion à la tête, épilepsie, convulsions, tremblement.

La commotion à la tête est un ébranlement quelconque du cerveau occasionné par des coups à la tête, des chutes, etc.

Les os se brisent quelquefois à la partie opposée au coup ; ils s'enfoncent sans se fracturer, lorsqu'ils cèdent, comme cela arrive aux enfants. La commotion est souvent suivie des symptômes les plus fâcheux, sans qu'on puisse apercevoir aucune fracture, aucun enfoncement. Il se peut que la commotion du cerveau occasionne toutes les maladies de la tête et des nerfs, en produisant la stagnation du sang et des abcès internes, qui se forment plus ou moins tard, et pour la guérison desquels on suivra ce qui est dit au § 1er du chap. XV. du liv. Ier.

De l'épilepsie. C'est une maladie qui a son siége dans le cerveau ; elle vient par accès, et ceux qui en sont atteints tombent pour l'ordinaire, avec perte de l'entendement et des sens. Ils ont des mouvements convulsifs et jettent plus ou moins d'écume par la bouche. La cause est un dérangement des esprits occasionné par l'abondance ou la mauvaise qualité des humeurs âcres qui s'opposent à la libre circulation du sang et des esprits, causent leur mouvement extraordinaire et déréglé, d'où procèdent les différents symptômes de l'épilepsie naissante. L'épilepsie ancienne est souvent héréditaire et très-difficile à guérir. Ce vice local peut venir d'écrouelles, de syphilis, de scorbut et même des suites du mercure. Les vomitifs et les saignées sont contraires. Le plus sûr est d'évacuer les humeurs âcres et de détruire les obstructions. Les bains de pieds avec de la farine de moutarde, et l'emploi des briques chaudes aux pieds ne peuvent que faire du bien, lorsqu'il est facile d'y recourir. Il en est de même de la tisane de fleurs de tilleul, de tanaisie, de racine de valériane, de thym, de serpolet, de fleurs de violettes.

Des convulsions et du tremblement. Les convulsions sont les symptômes de l'épilepsie et d'autres maladies mentionnées dans cet ouvrage. Ils ne se traitent pas autrement que la catalepsie et la danse de Saint-Guy. La tanaisie commune, ou les fleurs de tilleul et la racine de valériane prises en tisane produisent d'heureux effets.

Le tremblement est occasionné par la peur ou le froid. On le guérit en rassurant le malade ou en le réchauffant par des frictions avec de la flanelle ou des linges chauds.

Si le tremblement vient de fièvres ou autres maladies vous vous en délivrerez en guérissant la maladie qui le produit.

Le tremblement des vieillards vient du dépérissement du ressort des parties, et des esprits qui les fortifient. Quoiqu'il paraisse incurable, on prendra avec avantage les purgatifs qui préviendront les dépôts dans la poitrine, dont la plupart meurent étouffés.

Chapitre V.

Affection hypocondriaque ou des vapeurs.

Cette affection a son siége dans les hypocondres, et les symptômes en sont si variés qu'on a cru que plusieurs de ceux qui en étaient atteints avaient l'esprit plus affecté que le corps. De là on les a appelés hypocondres ou maniaques. On a ensuite donné à cette maladie le nom de vapeurs.

Ces vapeurs qui se portent à la tête, à la suite du dégoût, du gonflement des hypocondres, de douleurs aiguës dans les entrailles, d'un resserrement de poitrine, sont suivies d'étourdissements, de vertiges, d'anxiétés de défaillances, de palpitations de cœur, d'insomnie, de terreurs, de mélancolie, d'engourdissement de toutes les parties, de grelottements à la suite du chaud et du froid, et de mille autres symptômes plus ou moins alarmants. Ils viennent de l'obstruction du foie, qui est souvent accompagnée de l'obstruction des autres viscères. Les purgatifs détruiront infailliblement cette affection qu'il faut soigner, car elle peut dégénérer en scorbut et en folie. Employez la tisane de bourrache, de patience, de fumeterre, de violettes de mars, de roses blanches de chicorée sauvage et de chiendent.

Chapitre VI

Mélancolie, manie, phrénésie, folie

Mélancolie. Affection de l'âme occasionnée par des chagrins, la privation des objets et du pays qu'on aime. Il faut pour se guérir, dans ce dernier cas, se rapprocher de l'objet qu'on affectionne. La mélancolie est quelquefois le symptôme d'une maladie longue que l'on détourne en chassant la bile et les mauvaises humeurs. Les fleurs de tilleul en tisane et la racine d'angélique mâchée ne peuvent qu'être profitables.

Manie. C'est un accroissement de la mélancolie.

Phrénésie. C'est une fièvre inflammatoire qui attaque le cerveau, et produit le délire. Lorsqu'elle arrive à la suite de maladies dangereuses, elle annonce une mort prochaine. On doit se hâter d'y remédier, en donnant cours aux humeurs arrêtées dans les différentes parties du corps où elles forment des engorgements qui s'opposent à la libre circulation du sang. Purgez donc le malade, au moment de l'attaque, autant que faire se peut.

De la folie. C'est un dérangement notable dans les organes du cerveau. Si ce dérangement est héréditaire, ou produit par la mauvaise conformation du cerveau, il est incurable; mais s'il n'est qu'accidentel et produit par le chagrin ou une passion déréglée, capable d'arrêter les esprits dans la tête, d'en intercepter le cours dans les différentes parties du corps, ou de rendre ce cours des esprits si irrégulier qu'il en résulte le délire et la folie, on peut en guérir.

Ce dérangement procédant des humeurs non filtrées et arrêtées par les causes que nous avons indiquées, ce n'est qu'en donnant la fuite à ces humeurs arrêtées et en désobstruant les viscères où elles se sont épaissies, qu'on peut espérer de rendre aux esprits, au sang et aux humeurs leur libre circulation, de rétablir l'ordre des sécrétions, et de faire cesser les symptômes de folie.

Il faut purger, contrarier le malade le moins possible, employer les bains de pieds, les bouteilles chaudes aux pieds, les compresses d'eau vinaigrée sur le front, la tisane de sauge, d'hyssope officinale ou de thym commun, donner des bouillons, soupes, aliments succulents et à son goût.

Chapitre VII.

Maladies des yeux.

Les yeux sont un composé de vaisseaux sanguins lymphatiques et nerveux, qui servent à filtrer les esprits, les sérosités et les humeurs nécessaires aux diverses opérations des yeux. Les affections les plus ordinaires sont : l'ophthalmie, qui est une inflammation extérieure des yeux. Elle se communique quelquefois dans l'intérieur. Les malades supportent alors avec peine la lumière. Ils ont des élancements au fond du globe.

Dans l'ophthalmie sèche, les paupières ne sont pas affectées d'inflammation. Dans l'ophthalmie humide, il y a larmoiement, et la sérosité qui en découle est si âcre qu'elle corrode la peau des joues à l'endroit qu'elle touche.

Cette inflammation, qui se communique aux paupières, est souvent accompagnée de petites vessies, d'abcès, de petits ulcères. Elle vient d'un engorgement dans les vaisseaux sanguins des yeux.

L'eau tiède à laquelle on mêle un septième d'eau-de-vie, tempère la chaleur de l'inflammation, facilite le décollement des paupières et déterge le pus des abcès.

Les ventouses, les vésicatoires, sétons, cautères me paraissent inutiles et dangereux. Le séjour dans les yeux de quelque matière que ce soit peut causer des taches, des tubercules, l'orgelet, la fistule lacrymale, la cataracte, la goutte sereine et autres auxquels on donne des noms plus ou moins barbares. Usez d'un purgatif qui, circulant avec le sang, pénètre jusque dans les vaisseaux qui composent les yeux, pour en extraire les humeurs qui s'y trouvent arrêtées à la suite d'une maladie grave, par le chaud, le froid, une contusion, etc. Prenez des bains de vapeurs, d'une tisane de feuilles de framboisier avec un peu de romarin et une demi-cuillerée de myrrhe. Servez-vous de la même tisane en lotions fréquemment renouvelées et vous obtiendrez la guérison.

S'il se glisse des corps étrangers, tâchez de les extraire, sans nuire aux yeux sur lesquels vous placerez un léger cataplasme de mie de pain, pour enlever l'inflammation.

Chapitre VIII.

Enchifrènement ou coryza, éternuement excessif, saignement du nez, ulcère des narines, polype.

L'enchifrènement vient d'un engorgement dans les vaisseaux composant la membrane qui tapisse les sinus frontaux et les sinus maxillaires. Une sérosité plus ou moins âcre picote les fibres du nez, et produit l'éternuement qui fatigue souvent. Les parfums du sucre et de et sauge sont utiles, en ce qu'ils échauffent le nez et la tête, et que cette chaleur peut faciliter la sortie des humeurs arrêtées qui s'opposent à la filtration du mucus nasal, et guérit l'enchifrènement, qui n'a pour cause qu'un embarras léger et accidentel dans la membrane pituitaire.

Si l'embarras est considérable, il produit une fluxion sur la gorge et sur la poitrine. On doit alors se purger pendant un mois et jusqu'à ce que l'enchifrènement soit dissipé.

L'éternuement excessif provient d'une irritation qu'il faut calmer, en attirant par le nez du lait ou de l'huile d'amandes douces.

Le saignement du nez auquel la plupart des jeunes gens sont sujets, n'a ordinairement aucune suite fâcheuse s'il n'est pas considérable et s'il n'arrive pas trop fréquemment. Lorsqu'il devient habituel, il affaiblit le tempérament et peut occasionner l'hydropisie et la cachexie.

Pour empêcher que le saignement du nez ne devienne habituel, il faut éviter les exercices violents du corps et de l'esprit, et tout ce qui peut occasionner le reflux du sang vers la tête. Si malgré ces précautions, il devient fréquent, la purgation est nécessaire. On emploie aussi avec avantage les bains de pieds, les compresses vinaigrées sur le front, de la charpie imbibée de vinaigre et d'eau dans les narines, la tisane de tormentille droite, d'aigremoine, de fraisier et de romarin. L'ulcère simple des narines ne reconnaît d'autre cause que l'âcreté des sérosités qui découlent lors des fluxions sur cette partie et se guérit par l'application d'une pommade douce.

Le polype est une excroissance charnue qui prend naissance au fond des narines, d'où il sort le plus souvent. Il descend quelquefois dans la bouche par les fosses nasales, ce qui gêne la respiration.

Cette excroissance est occasionnée par un vice inhérent aux humeurs. Il faut donc user, pour se guérir, d'un purgatif qui se mêle avec le sang, et pénètre avec lui jusque dans les vaisseaux capillaires qui sont dans les narines, pour les désobstruer insensiblement des mauvais levains qui font naître le polype.

Chapitre IX.

Douleur d'oreilles, bruit et tintement d'oreilles, surdité

La douleur d'oreilles est plus ou moins dangereuse selon la cause qui la produit. Elle est occasionnée pour l'ordinaire par un dépôt d'humeurs dans cet organe, à la suite d'une fluxion. On a observé que ces humeurs croupissant dans l'oreille y avaient engendré des vers qui causaient les douleurs les plus vives. Il entre aussi parfois dans l'oreille des insectes capables de produire le même effet.

L'huile d'amandes douces et même l'huile d'olives, avec quelques gouttes de teinture de myrrhe, calme l'inflammation, mûrit l'abcès et en facilite la sortie.

Si la douleur d'oreille est un symptôme de quelque maladie grave, elle cessera par la guérison de la maladie qui la produit. Si la douleur vient d'un insecte, on emploie la décoction de la coloquinte ou l'huile d'amandes amères, en injections.

On conseille également pour les maux d'oreilles les bains de vapeurs, les bains de pieds et les bouteilles chaudes aux pieds, ainsi que nous l'avons décrit, des cataplasmes de lys blanc, de farine de lin ou de guimauve, s'il y a inflammation, et la tisane de bourrache et de fleurs de tilleul ou de fumeterre, d'hyssope et de frêne commun, ou bien encore de menthe, de romarin et de peuplier.

Le bruit et le tintement d'oreilles peuvent aussi provenir des causes que nous avons mentionnées et exigent le même traitement.

Surdité. Si elle vient d'un défaut de conformation dans les organes de l'ouïe, elle est incurable. Si elle procède d'abcès et d'obstructions aux oreilles occasionnées par de simples fluxions, il faut consulter ce qui a été dit § 2 du chap. XV du livre Ier.

Si la surdité procède de l'épaississement et du dessèchement de la cire que filtrent les oreilles, il faut l'amollir, en introduisant la vapeur de l'eau chaude par le moyen d'un petit entonnoir dont le tuyau aboutit dans l'oreille. Alors cette cire amollie se retire facilement.

Si la surdité est due à une excroissance dans le conduit auditif, c'est une tumeur enkystée qu'il faut traiter comme au § 3 du chap. XVII du livre Ier.

CHAPITRE X.

Salivation, douleurs de dents, relâchement de la luette, petits ulcères ronds.

La salivation est la suite de fluxions occasionnées par l'abondance des humeurs non filtrées et arrêtées.

Les douleurs de dents procèdent de la carie. On met une goutte d'essence de cannelle, de girofle, d'huile de muscade ou de thym sur la dent, puis on la plombe. Si la carie est trop grande, on la fait arracher.

On peut détourner la fluxion des gencives, en prenant des bains de pieds ou en plaçant des briques ou bouteilles chaudes aux pieds, au moment de se mettre au lit. La tisane de pouliot, de fleurs de tilleul et de frêne commun a aussi la propriété d'empêcher le sang et l'humeur de se porter à la tête. Le relâchement de la luette vient de l'humeur pituiteuse qui l'humecte et la relâche, de manière qu'en s'allongeant, elle touche la partie supérieure de l'œsophage, et cause des nausées. La poudre d'alun et de poivre, l'esprit de vin et les liqueurs fortes la relèvent. Mieux vaut encore la purgation

Pour toutes les maladies provenant de fluxions, il faut se conformer à ce qui a été dit au § 1er du chap. XVI du livre Ier.

Les petits ulcères ronds qui naissent souvent aux lèvres, à la langue, aux gencives et dans toutes les parties de la bouche viennent d'une âcreté corrosive, qu'il faut adoucir par une boisson suffisante d'eau pure ou légèrement panée, ou de telle tisane qu'on voudra, au goût du malade, sans négliger d'évacuer les mauvais levains et les obstructions qui causent cette âcreté.

On peut employer la racine de consoude ou celle de guimauve avec le plantain en décoction comme gargarismes.

La convulsion et la paralysie des lèvres, les excroissances charnues qui s'élèvent sur les gencives, l'engorgement des amygdales, leurs ulcères et ceux de la bouche, la soif excessive, la difficulté d'avaler, la puanteur de l'haleine, qui procèdent d'un vice syphilitique, scorbutique, scrofuleux, etc., exigent la guérison de la maladie qui les produit.

Chapitre XI.

Esquinancie, parotides, goîtres.

Esquinancie, inflammation de la gorge. Elle arrive le plus souvent à la suite du chaud et du froid qui se succèdent promptement et qui arrêtent, dans les amygdales et autres parties de la gorge, les humeurs productives de l'engorgement, de l'inflammation et des abcès.

Cette maladie, d'autant plus dangereuse qu'elle gêne la respiration et la déglutition, demande les plus prompts secours.

Les saignées et les sangsues sont nuisibles. Les purgatifs seuls sont efficaces. Dès que le mal de gorge se fait sentir, recourez à la purgation, et couvrez le cou d'un mouchoir de soie ou d'une étoffe de laine, afin d'entretenir la chaleur et la circulation des humeurs qui causent l'engorgement, tandis qu'on les évacuera par les selles. Si l'inflammation est grande et la douleur vive, mettez un cataplasme de mie de pain et changez-le souvent. Dès que les douleurs diminuent, ôtez le cataplasme et tenez le cou chaud en l'entourant de flanelle. Mettez aux pieds des bouteilles d'eau chaude, et prenez toutes les deux heures un demi-verre de tisane faite avec le lierre terrestre, le marrube blanc, l'écorce de peuplier et l'aigremoine.

Si l'engorgement des amygdales devient trop considérable et coupe la respiration, faites-en l'ouverture, et usez de gargarismes faits avec le lait, la décoction de figues, l'eau tiède miellée ou le sirop de capillaire.

Quand les amygdales sont dégorgées, on emploie les boissons propres à fortifier le ressort des vaisseaux qui les composent, et des gargarismes faits avec moitié d'eau tiède et moitié de vin d'Alicante, de Malaga, de Chypre ou autres. On peut encore mettre dans l'eau tiède la 3e partie d'eau de-vie ou de vinaigre, au goût du malade.

La bronchotomie est une opération des plus dangereuses et ne doit être pratiquée que dans le cas où l'on croirait le malade presque étouffé, faute de respiration. On ne doit y recourir qu'après avoir essayé en vain d'introduire par la bouche dans le larynx une canule d'argent, moyen plus simple et bien moins dangereux.

Parotides et goître. Les parotides dépendent de l'engorgement des glandes qui portent le même nom. Quelle que soit la cause de cet engorgement, *voyez* le § 1er du chap. XVII du livre Ier.

Le goître est une tumeur enkystée plus embarrassante que dangereuse. Pour en prévenir les progrès et le fondre, voyez *Tumeurs enkystées*, chap. XVII du livre Ier.

Livre III.

DES MALADIES DE POITRINE.

Chapitre Ier.

Enrouement, toux, catarrhe suffocant, péripneumonie, pleurésie.

L'enrouement est produit, ou par un accident passager, tel que l'âcreté de quelque aliment, un coup d'air, le chant, les cris ou une matière gluante qui enduit la trachée artère. Pour y remédier, on use de lait, d'eau miellée, de thé, de crême de riz et de tous les adoucissants. La tisane de graine de lin avec bourrache, marrube blanc et pouliot produit encore un meilleur effet

L'enrouement est quelquefois un symptôme de la phthisie, du scorbut, de la syphilis et autres maladies qu'il faut guérir pour chasser l'enrouement. La toux est ou accidentelle et occasionnée par quelque objet qui irrite le larynx ou la glotte, ou bien c'est un symptôme des maladies de l'estomac et de la poitrine.

Dans le premier cas, l'eau, le thé, un bouillon, une pastille de réglisse noire, une soupe, un morceau de pain, et généralement tout ce qui est capable d'enlever l'âcreté qui picote le gosier, suffit pour arrêter la toux.

Si la toux est un symptôme du vomissement, de l'asthme, de la phthisie ou de toute autre maladie, il faut consulter le chapitre qui traite de ces maladies.

Lorsque la toux est violente, on la nomme convulsion. Lorsqu'elle vient par quinte, on l'appelle coqueluche. Dans ces sortes de toux, on a recours aux bains de vapeur On mâche de la racine d'angélique. On emploie en tisane la bourrache, le cerfeuil, les fleurs de mauve, le marrube blanc, le pouliot, le frêne commun, le thym avec du miel, ou une décoction de lichen coupée avec du lait.

Catarrhe suffocant. C'est une vraie fluxion de poitrine occasionnée par l'abondance des humeurs qui se portent vers le poumon où elles forment un engorgement qui enlève en peu de temps ceux qui en sont atteints.

L'évacuation est nécessaire par les selles ou par l'expectoration, et lorsque le remède n'opère pas assez promptement, on peut prendre en lavement une infusion d'une once de manne. Si l'expectoration se fait difficilement, on prend abondamment de la tisane de bourrache, de framboisier, de scabieuse, de frêne commun et de fleurs de tilleul, sans oublier les bouteilles chaudes aux pieds et aux côtés de la poitrine.

Péripneumonie ou *inflammation du poumon*. Elle procède des humeurs non filtrées et arrêtées par le froid et le chaud, lesquelles s'opposant à la circulation du sang, le font refluer dans le poumon, et occasionnent par ce reflux la difficulté de respirer, la fièvre, le frisson, la douleur de l'un ou de l'autre côté, entre les deux épaules, les crachats sanguinolents, et autres symptômes auxquels on ne remédiera qu'en chassant les humeurs arrêtées qui sont la vraie cause de la péripneumonie. On prend pour boisson l'eau panée chaude ou du bouillon. Les bains de vapeurs et les bouteilles chaudes aux pieds doivent accompagner ce traitement, ainsi que la tisane de buglose, de framboisier, d'aigremoine, de marrube blanc, de menthe, de cochléaria officinal, d'aunée avec une cuillerée de gingembre.

Pleurésie ou *fluxion de poitrine*. Inflammation de la plèvre accompagnée d'une douleur de côté piquante et violente avec fièvre. On traite cette affection comme la péripneumonie ou le catarrhe suffocant.

Chapitre II.

Asthme, suffocation, hémoptysie ou crachement de sang, phthisie.

Asthme. Il se manifeste par une difficulté de respirer plus ou moins forte, avec sifflement et ronflement sans fièvre.

Il y a l'asthme sec et l'asthme humide. Ce dernier produit des crachats visqueux. Les paroxismes de l'asthme durent plus ou moins selon l'abondance, l'épaississement et l'âcreté de la lymphe qui engorge les vésicules du poumon. Il arrive quelquefois que la matière est si épaisse et si âcre, qu'elle cause des mouvements convulsifs.

L'asthme procède toujours d'un engorgement ou d'une obstruction du poumon et de la trachée artère. Cet engorgement ou cette obstruction étant négligés peuvent produire l'hydropisie et la phthisie. Il faut donc désobstruer le poumon par le secours d'un purgatif.

La saignée, qui produit un calme passager, augmente la difficulté de respirer en donnant plus d'empire à la lymphe épaissie dans les poumons.

Les astringeants et les narcotiques sont contraires. Il n'en est pas de même des délayants, des bains, des eaux minérales, des lavements et semblables remèdes. Ils peuvent faciliter la guérison. Les bains de pieds avec la moutarde, les briques chaudes, les pilules d'assa fœtida, de 10 à 30 grains, s'il y a spasme, la tisane de bourrache, d'hyssope, d'aigremoine avec miel, de marrube blanc, de valériane, de fleurs de tilleul s'emploiera avec succès.

De la suffocation ou *asphyxie*. La suffocation est accidentelle, ou c'est le symptôme du cauchemar, du catarrhe suffocant, de l'empyème et autres maladies.

Lorsque la suffocation est produite par la vapeur du

charbon, du vin, des lieux infectés, etc., il faut faire respirer aux malades un air plus pur, et les ranimer insensiblement avec l'eau des carmes, de la reine de Hongrie, de l'eau sans pareille et autres eaux spiritueuses.

Si le malade suffoqué est sans mouvement ni chaleur, on l'expose à l'air libre, pur et froid; on le dépouille des vêtements qui gênent la circulation; on lui fait respirer des sels volatils; on lui passe une plume dans le nez; on lui jette de l'eau froide au visage par intervalle et brusquement. Prenez-lui la poitrine, et la frictionnez; rapprochez les fausses côtes, pressez l'abdomen, appliquez les mains au-dessus des aisselles; insufflez de l'air dans la bouche avec une pipe ou une paille; donnez des lavements préparés avec infusion de menthe et de bourrache, et surtout chauffez et frictionnez les extrémités avec des linges chauds. Essayez de lui faire avaler quelques cuillerées de bouillon ou de tout autre liquide chaud.

Lorsque le malade est rendu à la vie, purgez-le, et surtout n'ouvrez jamais la veine pour vous assurer si le malade est mort.

Hémoptysie ou *crachement de sang*. Il est occasionné par la rupture de quelques vaisseaux du poumon. Cette rupture vient ou de l'abondance des humeurs non filtrées qui occasionnent le reflux du sang dans les extrémités capillaires des vaisseaux sanguins du poumon, ou de l'âcreté que ces humeurs arrêtées acquièrent par le séjour dans le poumon. (*Voyez* pour la guérison au § 4 du chap. XII du livre Ier.) — On peut aussi prendre en tisane le chiendent avec la centaurée commune, puis la tormentille droite ou les feuilles de sumac des corroyeurs

Phthisie. Maladie qui attaque tout ou partie du poumon. Elle se manifeste par une toux sèche, une fièvre lente habituelle, une respiration gênée, la douleur du dos, les crachats purulents et la maigreur du corps.

Les phthisiques sont le plus souvent privés de repos la nuit : ils se couchent avec peine sur le côté douloureux ; il leur survient des chaleurs et des sueurs, et souvent un cours de ventre. Ils perdent insensiblement leurs forces et leurs cheveux, et leurs jambes enflent.

La phthisie arrive souvent à la suite de l'asthme, de la péripneumonie, du catarrhe, de la rougeole, de la petite-vérole, etc., lorsqu'on néglige d'évacuer les humeurs arrêtées qui se déposent dans le poumon.

De quelque source que procède la phthisie, elle est toujours causée par l'abondance et l'âcreté des humeurs non filtrées et arrêtées dans le poumon qu'elles engorgent, vicient et détruisent, d'où naissent les ulcères, les abcès, les tubercules, le squirrhe, et autres ravages présentés par l'ouverture de cadavres phthisiques.

Il faut au malade un air pur, des aliments doux et faciles à digérer, et il doit surtout se priver de toute salure.

Les crèmes de riz, d'orge et d'avoine, le pain cuit et les potages onctueux lui conviennent. Il ne doit boire de vin qu'en très-petite quantité pendant le repas et beaucoup d'eau panée ou de tisane à son goût, pour délayer et faciliter la sortie du pus qui infecte le poumon.

Les eaux minérales, les bains de vapeur, les bouteilles chaudes aux pieds et aux côtés, les tisanes de buglose, de framboisier, d'aigremoine, de marrube blanc, de menthe, de cochléaria officinal, d'aunée avec une cuillerée de gingembre, peuvent faire beaucoup de bien.

Chapitre III.

De la vomique, de l'empyème, de l'hydropisie de poitrine et du péricarde.

De la vomique et de l'empyème. La vomique est la rupture d'un ou de plusieurs abcès du poumon. Lorsque l'abcès s'ouvre tout d'un coup, le malade court le risque d'être étouffé; mais s'il s'ouvre peu à peu, il s'en débarrasse par l'expectoration.

L'empyème est un amas de pus qui se forme dans la poitrine, à la suite de la péripneumonie, de la vomique ou de toute autre suppuration. Pour guérir ces deux maladies, purgez et faites expectorer, en buvant de l'eau dans laquelle on met une cuillerée de miel par livre d'eau. Il faut aussi prendre des diurétiques. L'opération de l'empyème est dangereuse. On ne doit y recourir que dans le cas où le pus épanché ne peut être chassé par les selles et les urines.

Hydropisie de la poitrine et du péricarde. Cette maladie procède d'un amas de sérosités dans ces parties. Elle est souvent la suite de l'hydropisie du bas-ventre, du scorbut, de la syphilis, etc. Ces maladies ne sont guérissables qu'en expulsant, par la voie des selles et des urines, les sérosités épanchées, et en détruisant insensiblement les obstructions qui s'opposent à leur filtration.

Chapitre IV.

Palpitations du cœur, syncope ou défaillance, hoquet.

Palpitations du cœur. Cette affection est accidentelle ou bien occasionnée par les engorgements. (*Voyez* le § 1er du chap. XVII du livre 1er.)

Les saignées sont nuisibles, parce qu'elles diminuent le volume du sang, et augmentent l'engorgement, en affaiblissant le ressort des vaisseaux engorgés.

On conseille avec avantage les bains de vapeur, la tisane d'écorce d'épine-vinette, de valériane, de fraisier, sauge, marrube blanc, menthe, frêne commun, framboisier, chicorée sauvage.

Syncope ou défaillance. C'est la perte de toutes les

fonctions animales. On la distingue de l'apoplexie et autres maladies soporeuses, en ce que dans la syncope, la respiration et le pouls sont interceptés de telle façon que plusieurs malades ont été réputés morts et abandonnés comme tels. (*Voyez* § 2 du chap. II de ce livre.) L'hyssope officinale et la racine d'angélique en tisane ne peuvent qu'être utiles. La syncope est souvent précédée d'un léger évanouissement ou d'une faiblesse occasionnée par l'épuisement des forces, par le défaut d'aliments ou par la perte du sang. Il faut alors fortifier le malade par un peu de bon vin, et lui donner ensuite des bouillons, des potages et de bons aliments à son goût. On dissipe la syncope en jetant une petite quantité d'eau froide sur le visage du malade; on lui frotte le nez et les tempes avec un linge trempé dans le vinaigre, on enveloppe et l'on frotte avec des linges chauds les extrémités froides. Il ne faut pas oublier les bains de pieds, une compresse d'eau vinaigrée froide sur le front, et l'on fait prendre une tisane d'écorce de sureau-yèble, de patience et de fumeterre, ou bien d'écorce de frêne commun avec la racine d'impératoire, la sauge, le fraisier et le framboisier. La syncope est quelquefois le symptôme d'une maladie qu'il faut d'abord guérir.

Du hoquet. Inspiration subite et sans bruit produite par l'irritation et l'inflammation du diaphragme ou de l'estomac.

Le hoquet simple, qui provient de la soif et de ce que l'on a mangé sans boire, se dissipe en buvant. La surprise et la contention d'esprit le dissipent également. On prend aussi un verre d'eau doucement et par gorgées, ou bien on met une cuillerée de jus de citron dans l'eau de menthe, et s'il continue, on prépare une tisane de fleurs de tilleul et de valériane.

Si le hoquet est le symptôme d'une maladie, il exige le traitement de la maladie qui le produit.

Livre IV.

MALADIES DU BAS-VENTRE.

Chapitre Ier.

Indigestion, vomissement, vomissement de sang, faim canine, douleur d'estomac.

Indigestion. Elle procède de la mauvaise coction des aliments, occasionnée par la faiblesse des fibres de l'estomac ou par leur trop grande tension. Si l'estomac reçoit trop d'aliments, ses fibres sont trop distendues et sans jeu, et la digestion se fait mal. Le même inconvénient arrive, lorsque ces fibres sont affaiblies par les fièvres et autres maladies.

Une indigestion simple venant d'un excès de manger ou d'aliments contraires à l'estomac exige le vomissement simple par l'eau tiède. Après le vomissement, ne prenez que des liquides tels que, bouillons gras, tasse de café ou de thé, chocolat, et attendez que l'appétit revienne. On peut se purger le lendemain.

Si le défaut de coction vient de la faiblesse des fibres de l'estomac, à la suite des fièvres et des maladies graves, n'attribuez cette faiblesse qu'aux humeurs non filtrées et arrêtées dans l'estomac, qu'il faut évacuer le plus tôt possible.

Chacun doit savoir qu'on ne doit pas saigner pendant l'indigestion, parce que la saignée, en diminuant le volume du sang, diminue le ressort des fibres nerveuses qui concourent à la digestion.

Vomissement. C'est un mouvement convulsif de l'estomac, de l'œsophage et des intestins, par lequel ces parties se vident par le haut de ce qu'elles contiennent.

Ce mouvement convulsif procède pour l'ordinaire des humeurs séreuses, âcres, qui picotent l'estomac et l'intestin ; il faut les évacuer.

Si le vomissement résiste, c'est qu'il vient d'un vice local, tel que tumeurs ou excroissances formées dans l'estomac. (*Voyez* livre Ier, chap. XVII.)

S'il vient de trop d'aliments, c'est un symptôme de l'indigestion.

S'il vient de poisons, *voyez* livre Ier, chap. XX.

Du vomissement de sang. Il vient du déchirement des vaisseaux sanguins qui se distribuent dans l'estomac. Il est produit, soit par l'âcreté corrosive des humeurs arrêtées dans ce viscère, soit par la trop grande dilatation de ces vaisseaux occasionnée par le reflux du sang, et à la suite de l'engorgement des humeurs arrêtées, qui s'opposent à sa circulation. On doit regarder ce vomissement comme une vraie hémorrhagie interne. (*Voyez* § 5. du chap. XII du livre Ier.)

De la faim canine. C'est un désir immodéré de manger. Ceux qui en sont atteints mangent avec voracité une grande quantité d'aliments qu'ils rejettent par le vomissement, ou qu'ils rendent par les selles sans être digérés.

La faim canine, qu'il ne faut pas confondre avec le grand appétit que les femmes enceintes et quelques jeunes gens éprouvent, procède ou d'un défaut de conformation, et alors elle est incurable, ou bien de l'irritation occasionnée par la présence du ver solitaire ou autres vers intestinaux. (*Voyez* chap. VI de ce livre.)

Douleur d'estomac. Elle naît du gonflement de ce viscère, occasionné par des digestions laborieuses ou par l'âcreté des mauvais levains qui en résultent et qu'il faut évacuer. La douleur d'estomac est le plus souvent le symptôme d'une maladie qu'il faut guérir. On conseille la tisane de chicorée sauvage, de benoite, d'hyssope, de sauge et d'écorce de peuplier.

Chapitre II.

Colique hépathique, inflammation du foie, ictère ou jaunisse.

La colique hépathique est une douleur au foie, qui se manifeste par une chaleur plus ou moins vive avec la fièvre. Le teint du malade est le plus souvent jaune. Cette douleur procède de l'engorgement et de la dilatation des vaisseaux biliaires, ce qui forme des obstructions squirrheuses et le squirrhe du foie.

L'inflammation du foie vient à la suite de la colique hépathique, lorsqu'on néglige d'évacuer la bile arrêtée. Cette bile séjournant dans les vaisseaux biliaires forme dans leurs extrémités capillaires un engorgement qui produit cette inflammation.

La jaunisse naît de l'épaississement de la bile dans le foie, qu'elle obstrue à tel point, que le sang ne pouvant la filtrer par les vaisseaux obstrués destinés à sa filtration, s'en trouve surchargé. Alors il circule avec elle dans toutes les parties du corps, les rend jaunes et quelquefois plombées et verdâtres. On appelle alors la jaunisse ictère noir. Ces trois maladies seront guéries par l'évacuation de la bile arrêtée, ce qui détruira l'obstruction du foie. Les bains de vapeur et la tisane de chardon bénit, de bétoine, de centaurée, de bourrache, de fumeterre, fraisier, pissenlit, chicorée sauvage, aideront à la guérison.

Chapitre III.

Inflammation du bas-ventre, passion iliaque ou miserere, choléra-morbus.

Inflammation du bas-ventre. Elle procède d'un engorgement dans les extrémités capillaires, qui composent ces parties enflammées. Cet engorgement vient d'un dérangement dans la circulation du sang, occasionné par le défaut de filtration des humeurs. Ces humeurs non filtrées et arrêtées, soit par le contraste subit du chaud et du froid, soit à la suite de fièvres putrides, par la rentrée d'une humeur érysipélateuse, dartreuse, rhumatismale, etc., soit par de fortes contusions, par l'étranglement des hernies, sont capables de produire des douleurs vives, des convulsions, sueurs froides et la mort, si l'on ne se hâte d'évacuer les humeurs arrêtées et de détruire les obstructions et mauvais levains qui occasionnent le reflux du sang.

Passion iliaque ou *miserere*. Inflammation d'une partie du canal intestinal appelé *Ileum*, d'où la maladie a pris son nom.

De cette inflammation naissent la suppression des selles, le vomissement des matières contenues dans l'estomac et les intestins, la tension du bas-ventre, les douleurs aiguës, le hoquet, les convulsions et autres symptômes.

La passion iliaque vient quelquefois de la présence des matières fécales durcies dans le canal intestinal ou par la présence d'un abcès, d'un peloton de vers, d'un étranglement d'intestin par la hernie, ou la nouûre de l'intestin. Ces diverses causes s'opposent à la sortie des excréments et les font refluer vers la bouche.

Si cette maladie vient d'un étranglement d'intestin, occasionné par une hernie, on se conformera à ce qui sera expliqué au chap. II du livre V.

Si elle procède de toute autre cause, on ne peut y remédier qu'en attaquant et détruisant la cause, mais sans recourir aux saignées et aux balles de plomb qu'on fait avaler au malade.

Les purgatifs seuls doivent être pris jusqu'à ce que, par l'évacuation des matières durcies, des pelotons de vers ou des abcès, on éprouve du soulagement. Les lavements sont bons parce qu'ils fondent, délayent et facilitent la sortie des excréments durcis dans les gros intestins.

Le malade usera de bons aliments, tels que bouillons gras, soupes, veau, mouton et volaille bouillis ou rôtis, et de cataplasmes de mie de pain sur le ventre.

Choléra-morbus. Il se manifeste par une évacuation considérable du haut et du bas, des matières contenues dans l'estomac et dans les intestins, à la suite d'une indigestion.

Il est toujours occasionné par des matières âcres, caustiques qui tiennent presque de la qualité du poison. D'où il suit que cette matière âcre, picotant la tunique nerveuse de l'estomac et des intestins, produit la constriction convulsive de ces viscères, le vomissement, la diarrhée souvent dyssentérique occasionnée par la rupture des vaisseaux, la palpitation du cœur, le hoquet et les mouvements convulsifs. Il faut rejeter la saignée, car elle diminue le volume du sang, affaiblit le ressort des vaisseaux, et donne plus d'empire à celui des levains âcres qui causent tout le ravage. Que ces levains naissent d'une indigestion plus ou moins ancienne ou de quelque poison, on ne peut remédier aux symptômes qu'ils causent qu'en les faisant évacuer. Les bains de vapeur, les bouteilles chaudes aux pieds et aux côtés, les lavements d'écorce de chêne avec valériane et demi-cuillerée de myrrhe, la tisane de tanaisie, romarin, framboisier et demi-cuillerée de myrrhe arrêteront le mal. On use ensuite avec succès du lait, de bouillons ou de potages gluants et propres à adoucir et à envelopper l'humeur âcre, tandis qu'on s'efforce de l'expulser par le secours des lavements et d'un purgatif doux et efficace.

Chapitre IV.

Constipation, colique, flatuosités, tympanite.

Constipation. C'est la difficulté qu'on éprouve d'aller à la garde-robe. Il y en a qui passent de cinq à douze jours sans aller à la selle et sans éprouver la moindre incommodité. Cette espèce de constipation n'exige aucun remède

Si elle arrive à la suite d'exercices violents ou d'une vie trop sédentaire, on doit conclure qu'il y a dans les intestins des matières durcies capables de produire des flatuosités, des hémorrhoïdes, l'amertume de la bouche, le dégoût, les douleurs de tête, les vertiges, la passion iliaque, etc.

On usera avec avantage de lavements capables de délayer et d'entraîner les matières durcies qu'on est quelquefois obligé de briser avec une spatule. On s'abstiendra d'exercices violents et d'une vie trop sédentaire, on se purgera, et si cette affection continue, c'est qu'elle procède de la faiblesse du ressort des intestins, ou de leur paralysie occasionnée par l'obstruction des nerfs, s'opposant à la libre circulation des esprits dans les fibres nerveuses qui composent le canal intestinal. On fera bien de se conformer à ce qui a été dit au § 1er du chap. II du livre III, et de prendre la tisane de chicorée sauvage, de framboisier, d'écorce de peuplier, tout en se purgeant.

De la colique. C'est un mot générique que l'on donne surtout aux douleurs plus ou moins vives qui se ressentent dans le bas-ventre. Ces douleurs sont le symptôme des maladies qui attaquent les viscères du bas-ventre, et l'on consultera ce qui est dit au chapitre qui en traite. (*Voyez* livre IV, chap. III.)

Si la colique est produite par l'âcreté de la bile ou des excréments durcis à la suite de la constipation, il faut purger et renouveler la purgation, s'il y a engorgement ou vice local dans l'estomac, les intestins ou les viscères du bas-ventre. Les bouteilles chaudes aux pieds et aux côtés, la sauge et le framboisier avec demi-cuillerée de myrrhe, en tisane ou en lavements, seront employés avec avantage.

Flatuosités ou *tympanite*. Les flatuosités sont des vents qu'on rend par la bouche ou l'anus. Ils viennent d'aliments flatueux, des crudités, et de l'effervescence des humeurs arrêtées qui, en gonflant les intestins, produisent la colique venteuse.

La tympanite vient de la quantité des vents qui gonflent si fort les intestins et l'estomac, que le ventre se trouve tendu comme un tambour. Ce gonflement prodigieux vient quelquefois de la paralysie des intestins, quelquefois de la gangrène interne qui les perce et laisse passer les vents dont le bas-ventre est gonflé. Pour guérir ces deux maladies, il faut évacuer les crudités et les humeurs arrêtées.

Chapitre V.

Diarrhée, dyssenterie ou flux sanguinolent, ténesme.

Diarrhée. Elle se manifeste par des déjections fréquentes. Si elles sont blanchâtres et chyleuses, la diarrhée prend le nom de flux céliaque. — On l'appelle lienterie, lorsque les aliments qu'on rend sont presque dans l'état qu'on les a pris. Ces trois espèces de diarrhée procèdent de la faiblesse ou de l'irritation des fibres nerveuses de l'estomac. La faiblesse vient du dérangement dans la filtration des esprits. L'irritation est produite par l'âcreté des mauvais levains. D'où il suit que pour la guérison de la diarrhée, on doit user des purgatifs qui chassent les levains âcres et corrosifs qui, en s'opposant à la filtration des esprits, occasionnent la diarrhée, les faiblesses, les anxiétés, le dégoût, la soif, les douleurs et souvent la fièvre.

Pendant l'évacuation, usez de bons bouillons, de bons potages au pain, à la crème de riz, au goût du malade, pour envelopper et adoucir l'âcreté des humeurs, et en faciliter la sortie. La diarrhée est le symptôme de maladies graves. Les lavements adoucissants conviennent; mais il faut éviter les astringents pour ne pas arrêter le cours de la nature. On peut employer les stomachiques.

Flux sanguinolent. On le divise en dyssentérique, hépatique, mésentérique, et il procède de l'âcreté des humeurs qui, en corrodant les vaisseaux des intestins, produisent le flux sanguinolent dyssentérique.

Les mêmes levains âcres, en déchirant les vaisseaux du foie, forment le flux sanguinolent hépatique, et s'ils corrodent les vaisseaux sanguins du mésentère, ils produisent ce qu'on appelle le flux sanguinolent mésentérique. Quel qu'il soit, le flux sanguinolent est une hémorrhagie interne qu'il faut traiter comme nous l'avons indiqué au mot *hémorrhagie*, livre Ier, chap. XII. Prenez en lavement ou en tisane le fraisier, le romarin avec demi-cuillerée de myrrhe.

Ténesme. Ce sont les épreintes douloureuses qu'on ressent au fondement, et qui se manifestent par de fréquentes envies d'aller à la selle, sans rendre autre chose que quelques glaires muqueuses, sanguinolentes ou purulentes. Cette maladie demande le même traitement.

Chapitre VI.

Vers intestinaux.

Les vers qui s'engendrent dans les intestins de l'homme sont de trois ou quatre espèces; 1° les lombrics, qui sont ronds, de la grosseur d'un tuyau de plume et longs d'un pied. Il se tiennent dans les intestins d'où on les rend par les selles. Ils montent quelquefois dans l'estomac, et sortent par la bouche, et même par le nez, ce qui arrive rarement ;

2° Les ascarides, ronds et courts, qui s'attachent au fondement où ils causent des démangeaisons insupportables ;

3° Les cucurbitins qui ont la forme de la graine de courge. On croit qu'ils ne sont que des parties du ver solitaire plat, appelé *tænia* ou *solium*, et qui forme la quatrième espèce et la plus redoutable.

On prétend que le ver solitaire naît avec l'homme. Sa longueur n'est pas déterminée, parce qu'on n'en rend que des parties qui se renouvellent tant que la tête n'est pas rejetée au-dehors.

Les deux premières espèces attaquent principalement les jeunes gens, et ils se manifestent par l'aigreur de l'haleine, le dégoût, la salivation, le grincement de dents, pendant le sommeil, et les douleurs rongeantes qu'on apaise par les aliments. Ils excitent des vomissements, des syncopes, etc. Il est probable que les pourritures internes servent à faire éclore les vers et à les nourrir. Pour en prévenir la génération, il faut les évacuer avec les humeurs croupissantes qui leur servent d'aliment.

On doit user de lait, de bonnes soupes, de bons aliments qui servent de nourriture aux vers, et empêchent qu'ils ne nuisent aux intestins. Les lavements de lait attirent les vers, et en facilitent la sortie par les selles. S'ils montent au gosier, il suffira d'avaler trois cuillerées d'huile d'olive avec autant de jus de citron mêlés ensemble. Ce remède est excellent et suffit quelquefois aux jeunes gens qu'on doit pourtant purger, afin d'évacuer la pourriture et les vers que l'huile aura étouffés. On conseille encore l'absinthe, la racine de fraisier, d'aunée, l'écorce de chêne, le fumeterre, et la patience en tisane ou en lavements

Chapitre VII.

Du diabétès, de l'incontinence d'urine, de la fluxion catarrhale de la vessie.

Le diabétès est un flux des urines dont la quantité excède celle des liquides qu'on prend. Cette maladie, accompagnée de la fièvre lente et de la soif avec ardeur aux lombes et quelquefois aux entrailles, procède toujours du relâchement des fibres nerveuses des vaisseaux qui composent les reins. Or, ces vaisseaux qui ne devraient filtrer que les urines, donnent passage, par leur relâchement, à d'autres humeurs qui en augmentent le volume. Il arrive alors un dépérissement de la graisse et des chairs suivi de la maigreur, de la faiblesse et de la mort, si l'on n'y rémédie. On doit regarder cette maladie comme une paralysie des reins. (*Voyez* § 1er du chap. II du livre II.)

Il faut s'abstenir d'un travail excessif, et surtout de l'excès des plaisirs sensuels.

De l'incontinence d'urine. C'est un écoulement involontaire et souvent insensible des urines. Cette maladie procède du relâchement ou de la paralysie du sphincter de la vessie. Elle doit être traitée comme ci-dessus.

Fluxion catarrhale de la vessie. C'est une maladie très-rare. Elle vient, comme toutes les autres fluxions, du dérangement dans les filtrations, d'où il résulte que les humeurs arrêtées se déposent sur la vessie, y produisent le gonflement, la tension, les douleurs, une quantité plus ou moins grande de matière glaireuse, et plusieurs symptômes qui accompagnent cette affection. (*Voyez* § 1er du chapitre XVI du livre Ier.) La tisane de sauge, de romarin, d'hyssope, de fumeterre produira d'heureux effets.

Chapitre VIII.

De l'ulcère des reins et de la vessie, de la dysurie et de la strangurie, de l'ischurie rénale et vésicale ou rétention d'urine.

L'ulcère des reins et de la vessie procède du séjour de quelque matière saline, âcre, corrosive dans les reins ou dans la vessie. Elle produit le pissement de sang dont nous parlerons plus loin.

La dysurie ou ardeur d'urine est une difficulté d'uriner qui n'empêche pas le passage des urines.

La strangurie diffère de la dysurie, en ce que les urines ne sortent que goutte à goutte. Ces deux maladies, qui se succèdent assez souvent avec des douleurs plus ou moins aiguës, viennent d'une irritation dans le sphincter de la vessie, occasionnée par quelques corps étrangers, tels que les sables, gravier, calcul ou pierre. Elles dépendent souvent de quelque carnosité dans l'urètre, ce qui est dû à un virus syphilitique qu'il faut guérir, d'après les indications données à l'art. syphilis. Comme il y a dans la dysurie et la strangurie, chaleur et inflammation, (*Voyez* chap. IV du livre Ier.) on peut se servir d'une tisane de tanaisie commune, de guimauve blanche et de peuplier.

De l'ischurie rénale ou vésicale. C'est la suppression entière des urines occasionnée par des glaires qui engorgent les urétères et les reins. De là vient que le sang ne pouvant filtrer les urines par les reins, celles-ci se déposent dans les différentes parties du corps où elles produisent l'hydropisie qui termine les jours du malade. Il faut donc agir promptement.

L'ischurie vésicale est la rétention des urines dans la vessie par des corps étrangers, tels que glaires épaisses, des calculs ou la pierre. Il faut recourir à la sonde pour écarter les corps étrangers qui s'opposent au libre cours des urines.

Chapitre IX.

Colique néphrétique, calcul des reins et de la vessie, pissement de sang et de pus ou hématurie et pyurie.

La colique néphrétique se manifeste par une douleur aiguë aux reins ; elle s'étend à l'aine, à la racine de la verge, quelquefois aux testicules. Alors les urines coulent peu et s'arrêtent. Les attaques de cette colique sont plus ou moins longues, et elles sont suivies quelquefois d'engourdissements, de nausées, du vomissement et de la fièvre. Elle vient toujours des calculs ou petites pierres, des graviers ou des glaires capables de s'opposer à la libre sortie des urines. Les glaires embarrassant les uretères ou l'urètre forment un reflux des urines capable de produire la colique. Les calculs et les graviers causent par leurs pointes la douleur des reins, le déchirement des vaisseaux sanguins qui le composent et le pissement de sang. La saignée et les vomitifs ne peuvent remédier au mal ; la première, parce qu'en diminuant le volume du sang, elle affaiblit le ressort des vaisseaux qui composent les reins, occasionnent un plus grand gonflement, et empêchent la sortie des glaires, graviers et calculs.

Les délayants et les adoucissants, tels que les eaux minérales, l'huile d'amandes, les lavements, etc., qui peuvent être employés avec succès, ne suffisent pas pour enlever les glaires, etc. Les vomitifs augmentent la violence de la colique en ajoutant au gonflement qui en est la cause.

Il faut donc avoir recours aux purgatifs ; mais si la colique vient de la rétention des urines occasionnée par une ou plusieurs pierres situées dans la vessie, on doit avoir recours à la sonde et s'en servir toutes les fois que la pierre s'opposera au cours des urines, si mieux on n'aime endurer l'opération de la lithotritie. Employez-les bains de vapeur, les bouteilles chaudes, la tisane d'aigremoine, frêne commun, framboisier, bourrache, fraisier, pissenlit, pariétaire.

Des calculs des reins et de la vessie. Ils ne diffèrent de la pierre et du gravier que par leur volume. Ils peuvent grossir et séjourner dans les reins d'où ils passent quelquefois dans la vessie, sans qu'on s'en aperçoive ; mais leur déplacement des reins produit le plus souvent les douleurs les plus violentes et le pissement de sang

La poudre de stephens paraît supérieure à toute autre, lorsqu'il s'agit de fondre des pierres formées, mais s'il ne s'agit que de graviers, calculs et sables, il faut se purger et boire de l'eau pure ou panée. Les lavements et les bains sont très utiles, ainsi que la tisane de persil, bourrache, hyssope, chiendent, lin commun, racine de consoude, de guimauve, pariétaire, baies de genièvre, queues de cerises.

Pissement de sang et de pus ou hématurie et pyurie Il procède pour l'ordinaire des graviers ou des calculs dont les pointes déchirent certains vaisseaux sanguins des reins, de la vessie ou de l'urètre. Il est quelquefois l'effet d'un reflux quelconque occasionné par la colère, l'abondance des humeurs arrêtées, un exercice violent, la suppression des menstrues, le flux hémorrhoïdal, etc.

Le pissement de pus procède de l'ulcère des reins et de la vessie. Pour la guérison du pissement de sang et de pus, on doit éviter tout exercice violent du corps et de l'esprit, se priver de tout ce qui est âcre, salé, épicé, user des aliments doux et de facile digestion, dans lesquels on comprendra le lait, les crèmes de riz, d'orge, etc.

Chapitre X

Hydropisie du bas-ventre ou ascite

C'est un amas de sérosités non filtrées et arrêtées dans le bas-ventre.

Il faut chasser les sérosités épanchées, et détruire insensiblement les obstructions qui sont la vraie cause de l'hydropisie.

La paracenthèse (opération qui consiste à vider les eaux du bas-ventre) ne peut en aucune façon détruire les obstructions qui donnent lieu à l'épanchement des sérosités. Il faudrait n'y avoir recours qu'autant qu'elle ne pourrait être retardée, sans que le malade mourût étouffé.

Livre V.

DES MALADIES DU TRONC ET DES EXTRÉMITÉS

Chapitre Ier.

Fausse pleurésie, fausse néphrésie, ventre tuméfié.

La fausse pleurésie est une douleur qu'on ressent dans une ou plusieurs des parties extérieures de la poitrine. Elle procède de sueurs rentrées ou de toute autre humeur déposée dans les muscles intercostaux et autres qui couvrent la poitrine, quelquefois même des vents qui séjournent dans ces parties. L'endroit où est le siége de la douleur doit être tenu chaudement, afin de faciliter la transpiration et la sortie de l'humeur arrêtée.

Fausse néphrésie. C'est une douleur qui attaque les lombes, mais elle n'est pas toujours accompagnée de fièvre. C'est un symptôme de rhumatisme, de goutte, de syphilis ou de scorbut.

Ventre tuméfié. Il annonce l'engorgement d'un ou de plusieurs viscères du bas-ventre, ou des tumeurs internes dont le volume élève et tuméfie le ventre.

Chapitre II.

Des hernies vraies et fausses.

La hernie vraie est la chute ou le déplacement de l'intestin, de l'épiploon, ou de toute autre partie contenue dans le bas-ventre, laquelle forme une tumeur qui change de nom, selon le lieu qu'elle occupe.

La hernie fausse est occasionnée par l'épanchement des sérosités dans les bourses, ou par des vents qui les gonflent. (*Voyez* au chapitre suivant.)

L'intestin entre souvent seul par l'anneau; il est quelquefois enveloppé de l'épiploon ou du péritoine. On appelle sac herniaire cette enveloppe que fournit à l'intestin, le péritoine ou l'épiploon.

Ces hernies appelées inguinales sont les plus communes. Elles sont occasionnées par des efforts, une toux violente, des cris immodérés, etc.

Quand on s'aperçoit de quelque grosseur aux aines ou aux bourses, on doit appeler un chirurgien qui, à l'aide d'un bandage, contiendra l'intestin, dès qu'il sera rentré. Pour éviter le froissement de l'intestin, il faut, s'il est possible, qu'il reprenne de lui-même sa place, et il est question ici de la descente de l'intestin dans les aines ou les bourses. Pour cela, le malade sera couché sur le dos, et sera tant soit peu courbé vers la tête au moyen d'un carreau, en relevant les cuisses à l'aide des jambes. Dans cette situation, l'intestin nouvellement déplacé reprendra sa position sans autre secours que de soutenir les bourses avec les mains, ce qui vaut mieux que de rentrer l'intestin, en voulant le faire trop vite, car on pourrait amener l'inflammation, la gangrène et la mort. Si l'intestin entré dans les aînes ou dans les bourses par un effort quelconque ne peut se réduire comme ci-dessus, et que se trouvant étranglé il arrive une inflammation et des douleurs vives, on les apaisera par un cataplasme de mie de pain renouvelé souvent, afin de ramollir la partie déplacée et d'en faciliter la rentrée dans le ventre. Cette méthode vaut mieux que l'opération qui n'est pas sans danger. L'application d'un sachet mou de fleurs de tan imbibées de vin ne peut que donner de la force aux parties.

L'étranglement de l'intestin, qui cause l'inflammation, arrive le plus souvent par des matières fécales durcies; alors on se purgera jusqu'à ce que les matières se fondent et s'évacuent, que l'étranglement cesse et que l'intestin puisse reprendre sa place et être retenu par un bandage.

Si la hernie est ancienne, et que l'intestin simple ou dans le sac herniaire ne puisse reprendre sa place, on doit croire que l'intestin, l'épiploon ou le péritoine, qui lui servent le plus souvent de gaîne, ont formé des adhérences aux bourses ou aux aines. Si dans ce cas on faisait l'opération, elle serait meurtrière. On doit aussi ne pas user de bandages qui, en comprimant l'intestin, causeraient des accidents fâcheux. A l'aide d'un suspensoir, on soutient les bourses et la partie de l'intestin qu'elles contiennent, on regarde les bourses comme une continuité du bas-ventre, et l'on évite avec soin qu'elles ne soient meurtries. Si la hernie vient du simple relâchement des fibres de l'anneau, occasionné par une disposition à l'hydropisie, on la guérira en suivant le traitement indiqué au § 5 du chap. XVI du livre Ier.

On conseille la tisane d'aigremoine, de fleurs de tilleul, d'écorce de peuplier, et même le suc de rhue et la racine d'aunée.

Il faut s'abstenir de tout effort, de trop d'huile, de beurre et d'aliments relâchants, et se purger. La purgation évacuera toujours avec succès les sérosités qui occasionnent le relâchement des fibres de l'anneau qui donne lieu aux hernies inguinales.

Chapitre III.

Des maladies des parties génitales, phymosis, paraphymosis, tumeurs cristallines.

Le phymosis est l'inflammation de la peau appelée prépuce, qui ne peut se renverser pour découvrir le gland.

Le paraphymosis arrive par l'étranglement que cause le prépuce renversé au-dessus du gland.

Les tumeurs cristallines sont de petites vessies qui se forment sur le prépuce enflammé. Ces inflammations exigent des adoucissants et des calmants, tels que le lait, les émulsions, les bouillons et les soupes grasses. On trempe la partie malade dans le lait chaud et même l'eau simple tiède ou l'eau de guimauve.

Pour empêcher la cohésion du prépuce avec le gland, fermez l'extrémité du prépuce, pour retenir et rendre à plusieurs reprises l'urine, qui, en gonflant le prépuce, déterge les ulcères qu'il cache. Faites des injections avec du vin chaud, du lait, de l'eau tiède, pour laver les ulcères placés entre le gland et le prépuce. Si ces remèdes deviennent inutiles ou si le cas l'exige, ayez recours à un chirurgien pour découvrir le gland, et faire cesser les symptômes qui dépendent de l'étranglement.

Des ulcères, chancres, crevasses, crêtes, poireaux, verrues. Les ulcères qui se manifestent autour du gland ou du prépuce sont pour l'ordinaire l'effet d'un virus syphilitique ou produits par la malpropreté. Bassinez-les avec de l'eau tiède dans laquelle on mêle un tiers d'eau-de-vie.

Chancres. Ce sont des ulcères douloureux qui procèdent d'un virus syphilitique.

Crevasses. Espèce de chancres dus à la même cause.

Crêtes, poireaux et verrues. Ils sont produits par le même virus qui infecte les humeurs, et l'on ne saurait trop, en pareils cas, recommander de fréquentes purgations.

Priapisme et fureur utérine. Le priapisme est la tension des parties génitales dans l'homme, dont la raison est quelquefois troublée par le désir insatiable d'assouvir sa passion.

La fureur utérine produit le même effet sur la femme au point de lui faire perdre toute pudeur.

Cette maladie, suite d'un libertinage du corps et de l'esprit, vient d'une irritation dans le système nerveux et demande un régime doux et humectant. On emploiera les bains tempérés, chauds ou froids ; on usera de lait, d'orgeat faible avec peu de sucre. Je ne conseille pas l'emploi des narcotiques qui, en épaississant les humeurs, peuvent produire des maladies dangereuses et même la mort. Si la saignée pouvait être utile, ce serait en apaisant l'éréthisme par l'affaiblissement du ressort des vaisseaux, mais comme la saignée se fait toujours au détriment du malade, on n'en usera qu'après avoir usé des rafraîchissants et des purgatifs qui évacuent les mauvais levains occasionnés par le défaut de filtration des humeurs.

Si la maladie ne cède pas au régime humectant et rafraîchissant, on doit la regarder comme une véritable inflammation causée par le reflux du sang et des humeurs.

De l'impuissance. Si cette infirmité procède d'un défaut de conformation dans les organes de la génération, elle est incurable. Si elle est la suite de syphilis, scorbut et écrouelles, etc., on peut la guérir, en guérissant la maladie qui la cause. La trop grande perte de semence, l'irritation dans le genre nerveux arrivant à la suite de débauches excessives avec le sexe ou de toute autre façon, occasionnent une sorte de dessèchement des fibres nerveuses qui, poussé trop loin, produit une impuissance incurable.

On peut, s'il en est temps, remédier au mal par un genre de vie tout opposé, et comme cette maladie occasionnée par le dessèchement des fibres produit le relâchement des vaisseaux qui coopèrent à la sécrétion des différentes humeurs, il s'ensuit que les sécrétions sont imparfaites, et que par le séjour des humeurs arrêtées, il se forme des obstructions qu'il faut vaincre par un purgatif.

L'impuissance causée par la débauche dans le vin vient d'une obstruction plus difficile à vaincre, parce qu'elle est générale et de qualité tartareuse. Il faut donc user modérément du vin et se purger, pour détruire l'obstruction qui s'oppose à la filtration des humeurs, de la semence et des esprits.

Le lait et tous les aliments de facile digestion propres à réparer les forces conviennent dans cette maladie. On doit user d'un régime doux et humectant. (*Voyez* ch. IV du livre Ier.)

De la gonorrhée ou blennorrhagie. C'est un écoulement involontaire de matières par les parties naturelles de l'un et de l'autre sexe.

Elle est simple ou virulente. La gonorrhée simple est un écoulement involontaire de l'humeur séminale qui sort par l'urètre, sans douleur ni plaisir. Cette maladie, occasionnée par le libertinage des jeunes gens, est de grande conséquence, puisqu'elle peut dégénérer en impuissance et conduire au marasme, si l'on néglige d'y remédier promptement par une conduite tout opposée.

La gonorrhée virulente est un écoulement involontaire d'une humeur purulente de diverses couleurs par les parties naturelles, et le plus souvent avec douleur. On éprouve dans le commencement de cette maladie la difficulté d'uriner et des cuissons.

Cet écoulement vient des ulcères que le virus syphilitique a produits dans les glandes de l'urètre, dans les glandes prostates et dans les vésicules séminaires. Il ne faut que purifier le sang pour dissiper ces humeurs.

Les injections astringentes ne sont propres qu'à arrêter l'écoulement et à fixer le virus qui, par l'âcreté qu'il acquiert, en séjournant dans les différentes parties du corps, peut produire les plus grands ravages. Il faut donc rejeter ces injections et leur préférer les purgations.

Hémorrhagie de la verge. Elle diffère du pissement de sang, en ce que ce dernier vient des reins avec l'urine, tandis que le sang qui produit l'hémorrhagie de la verge, vient d'un excès de débauche qui fait rendre le sang à la place de la semence. S'abstenir de tout excès, éviter tout exercice violent du corps et de l'esprit, se priver de tout ce qui est âcre, salé et épicé, user d'aliments doux et de facile digestion, et surtout se purger, tels sont les moyens les plus sûrs d'obtenir la guérison.

Inflammation des testicules et du scrotum. On appelle ordinairement cette affection la blennorrhagie tombée dans les bourses, et elle procède le plus souvent d'une gonorrhée virulente, supprimée par des astringents internes ou externes. On doit regarder cette inflammation comme un effet certain de la syphilis. (*Voyez* chap. XIV, liv. Ier.)

Si l'inflammation vient d'une contusion, *voyez* liv. Ier, chap. XIX.

Le malade doit garder le lit et porter un suspensoir. (*Voyez* chap. IV, livre Ier.)

Hydrocèle, varicocèle, sarcocèle. (Voyez *Hydropisie.*)

L'hydrocèle est une tumeur aqueuse occasionnée par un engorgement de sérosités dans le scrotum. Cette maladie appelée fausse hernie est le commencement ou la suite de l'hydropisie et veut être traitée de même.

L'engorgement des sérosités devient quelquefois si considérable qu'on a recours à l'opération, mais elle n'enlève pas la cause du mal, et mieux vaut évacuer les sérosités et détruire les obstructions. (*Voyez* § 5, chap. XVI, livre Ier.

L'hydrocèle venteuse n'est occasionnée que par les vents. Elle attaque souvent les bourses des enfants, et très-rarement celle des adultes. Elle se guérit facilement par l'application de linges chauds sur le scrotum.

Le varicocèle est une fausse hernie produite par le gonflement variqueux des veines spermatiques. Elle est produite par une contusion (*Voyez* chap. XIX, livre Ier.), ou par un virus syphilitique ou scorbutique. (*Voyez* chap. XIV, livre Ier.)

Le varicocèle peut devenir carcinomateux et d'une grosseur qui ne laisse de ressource que dans l'extirpation de la tumeur et du testicule. Comme l'opération ne peut se faire sans danger, il faut d'abord traiter ce mal comme un cancer (page 41), se purger et ne recourir à l'opération que lorsque la violence des douleurs la fait désirer.

Le sarcocèle est l'engorgement squirrheux du testicule. On donne aussi ce nom aux excroissances qui tiennent au testicule ou à ses enveloppes. Cette maladie est produite par une contusion, un virus syphilitique ou scorbutique, et elle doit être traitée de même.

Lorsque l'on a recours à l'opération, il ne faut jamais tenter de conserver le testicule, si le sarcocèle y tient. L'opération, si elle devient indispensable, est préférable aux caustiques.

Chapitre IV.

Des maladies de l'anus.

Hémorrhoïdes. C'est un gonflement variqueux des veines hémorrhoïdales tant internes qu'externes. Ces dernières paraissent à la vue, et les internes se manifestent au tact.

Les hémorrhoïdes gonflées sont noirâtres; lorsqu'elles sont enflammées, elles causent les douleurs les plus vives, la fièvre, le délire, les convulsions, etc. La saignée au bras et au pied nuit en diminuant le volume du sang et le ressort des vaisseaux où il circule, et surtout des veines hémorrhoïdales, ce qui cause un grand engorgement d'humeurs, les tumeurs qu'elles forment par leur séjour, les fistules qui en sont la suite et souvent la gangrène. Parmi les cataplasmes anodins, la mie de pain est préférable pour les hémorrhoïdes externes, et l'huile de lin, d'amandes douces ou d'olives en injections pour les hémorrhoïdes internes. Il faut aussi évacuer les humeurs non filtrées et détruire les obstructions. On emploie avec succès l'onguent fait de fleurs de mille-feuille, de feuilles de framboisier et de fraisier, bouillies et pilées avec la graisse de porc.

Flux hémorrhoïdal. Le flux hémorrhoïdal périodique

est salutaire et même nécessaire. Il ne faut point l'arrêter par des astringents qui, en faisant refluer l'humeur dans le sang, causeraient l'enflure des jambes, l'hydropisie, etc. Si ce flux est excessif, on doit le traiter comme une perte. (*Voyez* chap. XII, § 4, livre Ier.)

Excroissances de l'anus. Ce sont des verrues, condylomes, fics, crêtes, qui occupent les bords et quelquefois l'intérieur du rectum, où elles forment obstacle à la sortie des excréments. Traitez-les comme le squirrhe. (*Voyez* chap. XVII, livre Ier.) si elles proviennent du virus syphilitique. (*Voyez* § 1er, chap. XIV, livre Ier.)

Fistules à l'anus. (*Voyez* § 4, chap. XIV, livre Ier.)

Chute du rectum. Les enfants y sont sujets. Maintenez-le par un bandage convenable. Cette chute arrive à la suite d'un cours de ventre, de constipation, des hémorrhoïdes, de la paralysie, et il faut commencer par guérir la maladie qui cause cet accident. Un lavement avec demi-cuillerée de myrrhe, chicorée sauvage et aigremoine, pourra en empêcher le retour.

Chapitre V.

Maladies des extrémités. — Contraction des membres, atrophie des extrémités.

La contraction des membres procède non-seulement de la convulsion des muscles, mais encore de leur desséchement. Cette maladie se manifeste surtout à la main, dont les doigts restent crochus. Elle est la suite de la goutte, du rhumatisme, de la paralysie, des écrouelles et autres maladies. Les bains de vapeur doivent être employés avec la tisane de bourrache, de fleurs de tilleul, de frêne commun et de fraisier avec une cuillerée de gingembre.

Atrophie des extrémités. C'est leur amaigrissement et

5

leur dessèchement. Si ces maladies sont la suite des affections ci-dessus, on traite d'abord la maladie.

De l'enflure œdémateuse L'enflure œdémateuse des jambes procède des sérosités épanchées dans ces parties; il ne faut point user des fortifiants et des répercussifs, qui feraient remonter les sérosités dans la poitrine ou dans la tête.

Tumeurs blanches. Celles qui attaquent les articulations demandent le même traitement que les tumeurs enkystées. (*Voyez* chap. XVII. § 3 du livre Ier.)

Du panaris. C'est une maladie inflammatoire qui occupe l'extrémité des doigts. Les orteils sont rarement atteints de cette affection.

Le panaris produit une enflure et des douleurs qui se communiquent quelquefois à tout le bras. S'il est profond, il attaque les tendons, le périoste et l'os, d'où naissent une douleur rongeante, la fièvre, les convulsions, etc.

On doit faciliter la suppuration, en y appliquant le cataplasme de mie de pain ou de guimauve, de lierre terrestre, de camomille ou de feuilles de germandrée. On l'ouvre, lorsqu'il est mûr. On se sert pour le panser de l'onguent décrit au ch. VII, § 3 du livre Ier. Il faut purifier la masse des humeurs, pour en éviter le retour.

Les engelures attaquent surtout les mains et les pieds, par une enflure bleuâtre avec démangeaison. Elles sont occasionnées par le froid qui arrête les humeurs dans la partie où elles causent l'enflure et la démangeaison. On en prévient les progrès, en tenant chaudes les parties où elles ont pris naissance. Si elles s'ouvrent et forment des plaies, il faut se purger et appliquer l'onguent ci-dessus, ou faire des lotions avec demi-cuillerée de myrrhe infusée dans une décoction de camomille et de fraisier. La tisane de chiendent, de frêne commun et de patience convient en pareil cas.

Des cors. Ils viennent d'une pression réitérée. Ils causent des douleurs vives qu'on apaise, en portant une chaussure plus large, et en les enveloppant d'un emplâtre d'onguent. Cet emplâtre ramollit les cors et empêche la compression des chaussures. Si cet emplâtre reste jusqu'à ce qu'il tombe en pourriture, le cor disparait aussi, ou bien on en renouvelle l'emploi. Il ne faut point arracher les cors, à cause des suites fâcheuses qui peuvent en résulter. Ce qui prouve que les cors viennent quelquefois d'un vice interne, c'est qu'ils ont été guéris par la purgation. Le suc de camomille ou le suc de souci et de pourpier appliqué à l'extérieur guérit les cors.

De la sciatique. C'est une douleur qui atteint l'articulation de la cuisse, et s'étend quelquefois tout le long de la jambe jusqu'au pied. Elle ne diffère guère de la goutte et du rhumatisme, et doit se traiter de même On peut prendre les feuilles de bétoine en tisane.

De la crampe. Elle procède d'un etranglement dans la circulation du sang et des humeurs, causé par la compression des vaisseaux, lorsqu'on reste trop longtemps assis à la même place, ou par le froid. Dans le premier cas, il faut changer de place et se frotter la partie engourdie; dans le deuxième, il faut également frotter la partie engourdie et la tenir chaudement. Si la crampe tient à une surexcitation du cerveau et des nerfs, occasionnée par l'abus des liqueurs spiritueuses, il faut, dès qu'on s'en aperçoit, sauter en bas du lit et appuyer fortement le pied sur le sol. Elle se passe à l'instant; mais pour l'empecher de revenir, on doit évacuer les humeurs qui causent cette surexcitation, et surtout se priver de ce qui y contribue. Les bains de vapeur ne peuvent nuire.

Entorse. Elle procède d'un tiraillement douloureux des parties ligamenteuses et tendineuses du pied, ce qui cause un engorgement et quelquefois un abcès qui peut dégénérer en ulcère. (Voyez *Abcès* et *Ulcère.*) On évite assez souvent la fluxion et ses suites, en plongeant de seute la partie dans l'eau froide, et en laissant sur la partie malade une compresse trempée dans le vinaigre où l'on a mis infuser de l'absinthe. On peut y joindre une cuillerée de sel et de poivre.

Sueur des pieds. C'est une incommodité désagréable par la puanteur qui en résulte. Il faut changer souvent de bas, de chaussons et de souliers pour y remédier. On ne doit employer ni astringents ni remèdes extérieurs pour s'en débarrasser, car la sueur refluerait dans le sang et causerait de graves maladies. La purgation est un moyen assuré de guérir.

De la goutte. Elle attaque toutes les articulations et surtout celles des pieds et des mains, par des douleurs qui varient dans leur violence et leur durée. Cette maladie procède d'une humeur séreuse, âcre, qui se fixe dans les articulations où elle s'épaissit et forme souvent des nodus qui gênent les mouvements. De tous les adoucissants, la mie de pain bouillie dans le lait est préférable. Les répercussifs et les narcotiques sont dangereux, parce qu'en repoussant l'humeur goutteuse vers la tête, la poitrine ou le bas-ventre, ils produisent des maladies graves. On croit qu'il est dangereux de tenter la guérison de la goutte, de peur que l'humeur mise en mouvement ne la fasse remonter; mais on ne pense pas que l'humeur de la goutte adoucie par les palliatifs, sans être évacuée, séjourne dans l'articulation, d'où il est d'autant plus difficile de la chasser, qu'elle y forme des obstructions en forme de nœuds.

Il arrive encore que cette humeur non évacuée reflue dans le sang, et produit des douleurs rhumatismales et autres maladies. Il faut donc chasser l'humeur séreuse, âcre, et détruire les obstructions et mauvais levains. On ne doit pas craindre de prendre le purgatif au moment de l'attaque, et l'on en prévient le retour par l'usage du lait et la répétition des purgations, afin d'évacuer le limon que le lait dépose dans le corps. La tisane de chicorée sauvage, de salsepareille, de peuplier, de fraisier, de bourrache, de fleurs de tilleul, convient aussi bien que les bains de vapeur.

Du rhumatisme. Le rhumatisme se manifeste par des douleurs dues à la même cause que celles de la goutte, avec cette différence que les douleurs de la goutte occupent les jointures et que la douleur rhumatismale occupe les chairs. Si l'on est tourmenté de goutte et de rhumatisme à la fois, cette affection s'appelle rhumatisme goutteux.

On le nomme universel, si la douleur attaque toutes les parties du corps : si l'humeur se jette sur les parties du cou, on l'appelle torticolis, et sciatique lorsqu'elle attaque la hanche et la cuisse. Toutes ces affections se traitent comme la goutte, et les sudorifiques, les diurétiques en tisane tels que, la bourrache, la bardane, l'aigremoine, la racine de buis, la patience, le fraisier, l'écorce du bois de gaïac, les bains de vapeur, et les bouteilles chaudes aux pieds guériront assurément avec les purgatifs.

Si le rhumatisme et la goutte procèdent d'un virus syphilitique, scorbutique ou scrofuleux, on guérira d'abord ces maladies.

La sueur rentrée occasionne encore des douleurs de rhumatisme, et il faut alors provoquer la sueur par la chaleur, les frictions et les camisoles de flanelle. (*Voyez* livre Ier, chap. XI.) J'ai dit que la saignée est toujours inutile et dangereuse, et elle doit être rejetée.

Chapitre VI.

Des maladies des os.

Luxation et fractures des os. Les luxations ou le déplacement des os demandent la main d'un habile chirurgien. Les os fracturés exigent beaucoup d'attention

Avant de remettre un membre, on l'entourera d'une compresse en cinq ou six doubles, trempée dans l'eau très-chaude, afin d'allonger les tendons par la chaleur, ce qui soulagera beaucoup le malade. Lorsque le membre est en place, on le maintiendra par des bandages qui doivent avoir un degré de tension convenable. Pour éviter les dépôts et accidents qui dépendent de ce dérangement et donner la fuite aux humeurs arrêtées, on fera sagement de se purger. Les bains de vapeur et une compresse imbibée de teinture de myrrhe, placée autour du membre, ne pourront que produire les meilleurs effets et hâter la guérison.

Ankilose, exostose, carie des os. L'ankilose est une espèce de concrétion ou d'obstruction des jointures, qui les prive de leur mouvement. Les frictions et les cataplasmes de camomille ne peuvent qu'être profitables.

Les exostoses sont des gonflements ou des tumeurs des os plus ou moins dures, selon leur ancienneté. Employez les mêmes moyens.

La carie des os est une sorte d'ulcère qui annonce un vice interne. Elle procède pour l'ordinaire d'un virus syphilitique, scorbutique ou scrofuleux. (*Voyez* ces maladies.)

Livre VI.

MALADIES DES FEMMES.

CHAPITRE Ier

Affection hystérique, goût dépravé, pâles couleurs.

Affection hystérique ou vapeur hystérique. Elle procède d'un dérangement ou d'une irritation dans la matrice, qui se communique par les nerfs dans toutes les parties du corps, et cause un nombre infini de symptômes, tels que le battement des artères temporales, le sifflement dans les oreilles, les frayeurs, les tremblements, la tristesse et le trouble dans les idées. On a vu des femmes dans l'accès, rire, chanter, pleurer, être suffoquées, avoir successivement chaud et froid, éprouver le gonflement du cou et de la langue, perdre le mouvement et la parole, quoiqu'elles entendent ce qu'on dit et voient ce qu'on fait, ressentir des convulsions terribles, avoir le pouls éclipsé, la respiration presque interceptée, la froideur des membres et d'autres symptômes singuliers, qui ont pour la plupart beaucoup de rapports avec l'affection hypocondriaque.

L'affection hystérique, plus alarmante que dangereuse, demande que la femme qui en est atteinte ne soit jamais seule. La syncope étant passée, on doit lui donner de l'eau à la fleur d'orange, de l'eau froide ou tiède, un bouillon, une soupe ou tout autre liquide et aliment qu'elle désire.

Il faut distinguer les vapeurs hystériques de celles qui ne viennent que de plénitude ou d'indigestion. Celles-ci, occasionnées par des douleurs d'estomac, se guérissent par le vomissement qu'on provoque en prenant plusieurs rées d'eau tiède, et chatouillant le gosier avec le doigt.

Les mauvaises odeurs de plumes, de cornes, de vieux cuirs brûlés, dont le peuple use dans l'accès hystérique, sont le plus souvent contraires et peu s'en trouvent bien. On emploie aussi l'eau froide jetée sur le visage ou des emplâtres placés sur le nombril. Mieux vaut chauffer et frotter les extrémités avec des linges chauds qu'on change, dès qu'ils perdent leur chaleur. On cesse de chauffer le malade, s'il fait signe qu'il n'en a plus besoin.

Cette affection vient d'une irritation dans la matrice, et cette irritation est due à des humeurs non filtrées et arrêtées dans cette partie où, par leur séjour, elles forment des obstructions qui s'opposent au cours ordinaire des menstrues, occasionnent des engorgements et les symptômes qui en dépendent. D'où il suit que la purgation est nécessaire, ainsi que les compresses froides d'eau vinaigrée sur le front, l'assa-fœtida, gros comme un pois, pris en se couchant. La tisane de marrube blanc, valériane, romarin, fraisier, et beaucoup d'exercice.

Goût dépravé. Espèce d'appétit bizarre qui porte les filles et les femmes enceintes à manger avec passion toute sorte d'aliments mauvais, cuits ou crus, tels que plâtre, cendre, vinaigre, cuir, et autres matières.

Cette maladie vient d'un dérangement dans la filtration des esprits et de leur défaut de circulation dans les fibres nerveuses qui composent la bouche, le palais et l'estomac.

Ce dérangement est occasionné par les humeurs arrêtées qu'il faut évacuer, et les obstructions qu'il faut détruire.

Les filles doivent s'abstenir de manger ces choses mauvaises ; mais le refus de ces aliments aux femmes enceintes peut nuire à l'enfant qu'elles portent, et même occasionner une fausse couche, ou bien l'enfant porte le signe de la chose désirée.

Pâles couleurs ou *chlorose*. Elles procèdent du goût dépravé, du dérangement des règles et des passions de l'âme qu'il faut satisfaire quand on le peut. Si les passions de l'âme sont si déréglées qu'on ne puisse les apaiser, il faut en purgeant évacuer les humeurs arrêtées par le dérangement que cause dans les filtrations les passions de l'âme, et raisonner les malades avec sagesse. On peut donner en tisane la racine de consoude, d'aunée, de fraisier, de marrube blanc, de mélisse, d'hyssope et de menthe.

Chapitre II.

Dérangement des règles, leur suppression, leur trop grande abondance, stérilité.

Les règles ou purgations du sexe, appelées aussi menstrues ou flux mensuel, sont une évacuation naturelle et périodique qui arrive une fois le mois, et dure de trois à huit jours. Cette évacuation commence à 12 ou 14 ans et finit de 44 à 50 ans. Les règles sont comme une filtration des humeurs menstruelles, sanguines, qui se fait par les vaisseaux de la matrice ; d'où il arrive que le dérangement dans cette filtration peut occasionner des maladies qu'on guérira, en rétablissant les menstrues par le secours d'un purgatif. La tanaisie commune en tisane, ainsi que le romarin, le cerfeuil, le frène, l'armoise commune, le framboisier peuvent guérir cette maladie, qui exige beaucoup d'exercice.

Suppression des règles. Elle cause des hémorrhagies, des érysipèles, bouffissures, vertiges, vapeurs et autres maladies graves. Il faut donc détruire les obstructions formées dans la matrice par l'épaississement et l'adhérence des humeurs menstruelles.

De la surabondance des règles. Cette affection doit être regardée comme une hémorrhagie de matrice naturelle, qui ne nuit que lorsqu'elle est suivie d'épuisement, de fièvre lente et de l'enflure des jambes.

Stérilité. La stérilité causée par un défaut de conformation des parties de la génération est incurable. Si elle procède de la suppression des règles, des fleurs blanches, de la cachexie, du scorbut, de la syphilis ou autres maladies, consultez le chapitre qui traite de la maladie dont la stérilité est l'effet.

Chapitre III.

Maladies des femmes enceintes

Grossesse. Les signes en sont équivoques. On ne peut rien affirmer que vers le quatrième mois, lorsqu'on sent remuer l'enfant. Un médecin appelé pour émettre son avis à ce sujet doit être très-prudent, et surtout lorsqu'il s'agit de prétendues hydropisies par lesquelles certaines femmes cherchent à cacher leur faute.

La suppression des menstrues est un signe de grossesse, mais dans le cas où cette cause n'existerait pas, il vaut mieux purger que saigner, afin d'évacuer le surplus du flux mensuel, ou les autres levains qui, par leur séjour et leur âcreté, occasionnent l'appétit dépravé, le vomissement, les coliques, les hémorrhoïdes, et autres symptômes de la grossesse, qui se dissipent pour l'ordinaire après l'accouchement.

Si les vomissements vers les derniers mois sont trop fréquents, et font craindre l'avortement, recourez aux purgatifs.

Fausse couche. Cette maladie est dangereuse surtout dans les derniers mois de la grossesse. Les coups, les chutes, les passions de l'âme, les envies non satisfaites, les efforts en sont la cause.

Accouchement. Le plus naturel arrive à la fin du 9e mois. Les accouchements prématurés arrivent au 7e et au 8e. Les plus tardifs viennent au 10e, au 12e, même au 13e mois. Des femmes ont retenu l'arrière-faix plusieurs semaines et même plusieurs mois. D'autres ont gardé leur enfant mort pendant des années. La nature se débarrasse d'elle-même. L'enfant mort dans la matrice s'y corrompt, se change en pus, et sort par la suppuration. De cette manière, la mère risquera infiniment moins qu'en irritant la matrice, en arrachant le fœtus et l'arrière-faix par morceaux. Il faut à la femme en travail, de bons bouillons, du bon vin. Les narcotiques sont contraires parce qu'ils arrêtent, par le relâchement donné aux fibres nerveuses, les efforts nécessaires pour l'accouchement.

Les topiques sur le nombril sont inutiles, les lavements ne peuvent nuire, et l'opération césarienne doit être rejetée, parce qu'elle est presque toujours mortelle. La tisane de framboisier, de camomille romaine, de fleurs de tilleul, de romarin, convient avant l'accouchement. La tisane de framboisier, d'aigremoine, d'écorce de peuplier ne peut que bien faire après l'accouchement.

Chapitre IV.

Maladies des accouchées.

Suppression des lochies. Les lochies sont l'évacuation du sang et des humeurs qui sortent de la matrice, après l'accouchement. Le froid les arrête, et il faut s'en garantir. On en rétablit la suppression par une transpiration convenable et en recourant à la purgation.

Pertes de sang. Si elles sont trop considérables après l'accouchement, placez l'accouchée de façon que le sang puisse remplir la matrice et boucher les ouvertures des vaisseaux qui donnent lieu à l'hémorrhagie. (*Voyez* livre Ier, chap. XII.)

Quand même la perte viendrait d'une portion de l'arrière-faix, je ne suis pas d'avis de l'extraire. Mieux vaut laisser la nature agir par suppuration ou de toute autre manière. La racine de consoude et de tormentille droite, ou la décoction d'écorce d'orange sont utiles en cas de perte.

Cours de ventre. Arrêter le cours de ventre d'une accouchée me paraît dangereux. Si cette évacuation paraît lui nuire, *voyez* § 1er, chap. v du livre IV.

Tranchées. Celles que les femmes en couches éprouvent quelquefois à la région de la matrice, pendant deux ou trois jours après l'accouchement, procèdent de l'âcreté des lochies. On donne, dans ce cas, deux cuillerées d'huile d'amandes douces mêlée à quantité égale de sirop de capillaire.

Si les tranchées sont insupportables, recourez aux évacuations. Ne donnez pas à manger à l'accouchée, à moins qu'elle ne le désire, et en petite quantité. Les bouillons gras pris de trois en trois heures paraissent suffisants pendant les premiers jours, pour éviter la fièvre de lait et les accidents qui en résultent, lorsqu'on ne veut pas nourrir. Le temps de la fièvre de lait étant passé, on peut manger des potages au pain, au riz, à la semoule, au vermicelle et autres nourritures solides, au goût de la malade.

Lait répandu. Si une femme a trop de lait et néglige de le faire sucer, il arrive un épanchement de lait, qui peut produire des engorgements dans le sein et les différentes parties du corps. (*Voyez* § 1er, chap. XVIII, livre Ier.)

Rétention de l'arrière-faix. Elle cause les accidents les plus fâcheux, si l'on s'en effraie et si l'on veut en faire l'extraction.

Quoique le long séjour de l'arrière-faix puisse occasionner l'ulcère de la matrice, mieux vaut se soumettre à cette maladie que de risquer sa vie. Quelques femmes ont retenu sans accident l'arrière-faix pendant deux ou trois semaines, et même plusieurs mois : on doit donc laisser agir la nature et en faciliter la sortie par la purgation. Si elle ne sort pas, regardez-la comme une tumeur adhérente à la matrice, et voyez le chap. XVII du livre Ier.

Chapitre V.

Maladies des mamelles.

Accroissement des mamelles. Elles se développent vers l'âge de puberté. Les filles et les garçons y sont sujets et ne s'en plaignent que si les douleurs sont vives. Ces douleurs viennent d'une dilatation trop grande des vaisseaux qui composent le sein. Cette dilatation excessive vient toujours d'un engorgement occasionné par la trop bonne nourriture et les humeurs arrêtées. Il faut se priver d'aliments trop succulents et se purger. Cette évacuation apaisera les douleurs et facilitera l'arrivée des menstrues.

Inflammation du sein. Cette inflammation dans les accouchées est occasionnée par la trop grande abondance du lait qui, pour l'ordinaire, forme des dépôts lorsqu'on néglige de l'évacuer en donnant le sein. Si l'enfant meurt, et que la femme ne veuille pas ou ne puisse pas nourrir, il faut se purger. Quant à l'inflammation qui arrive à la suite d'une contusion, *voyez* chap. XIX du livre Ier.

Squirrhe au sein. Pour le squirrhe, le cancer, les tumeurs, *voyez* chap. XVII du livre Ier.

Chapitre VI.

Maladies des parties génitales.

Fureur utérine. Elle attaque les filles dans l'âge de puberté et ne les épargne dans aucun autre temps. Cette triste maladie, qui est quelquefois un effet de la jeunesse et du tempérament, est entretenue par les lectures et les discours obscènes, et les attouchements impurs. Ils attirent avec trop d'abondance et de précipitation les esprits animaux vers les parties genitales et dans le cerveau. De là vient la fureur utérine, dont on a donné le traitement au § 3 du chap. III du livre V.

L'irritation des nerfs devient quelquefois si grande et le cours des esprits si irrégulier, que la fureur utérine se change en folie. (Voyez ce mot.)

De l'inflammation de la matrice. Elle arrive à la suite de la suppression des règles, des fausses couches, de la suppression des lochies, de la rétention de l'arrière-faix (Voyez chap. IV, livre Ier.)

Ulcère de la matrice. (*Voyez* § 4, du chap. XIV du livre Ier.)

Squirrhe et cancer de la matrice. (*Voyez* chap. XVII du livre Ier.)

Chute de la matrice et chute du vagin. Elle arrive à la suite des accouchements laborieux. Il faut faire rentrer la partie dans son lieu naturel, la contenir au besoin par un pessaire, (espece de cercle de liége ou de bois enduit de cire qui étant introduit dans le vagin, le retient et empêche une nouvelle descente) et surtout se purger.

Excroissances polypeuses dans la matrice et le vagin On doit distinguer de la chute du vagin et de la matrice, les excroissances polypeuses et la hernie vaginale. Les premières arrivent tout à coup à la suite des accouchements, et les excroissances polypeuses et la hernie arrivent insensiblement.

Voyez *Sarcôme*. Chap. XVIII, livre Ier. — Voyez *Hernie*. chap. II. livre V

Chapitre VII.

Fausse grossesse, fleurs blanches, gonorrhée.

Fausse grossesse. Elle procède des embarras dans la matrice, dans les ovaires ou dans les trompes de Fallope. Ils sont occasionnés le plus souvent par des masses charnues, appelées môles, par de petites masses de sang coagulé, par des hydatides qui forment une espèce d'hydropisie enkystée, par des veats dont la sortie termine la fausse grossesse, enfin par plusieurs tumeurs qui se forment dans la matrice, les ovaires et les trompes de Fallope.

Ces fausses grossesses viennent toujours des obstructions, des sérosités et des dépôts. Il faut donc les évacuer. Les femmes qui approchent de l'âge critique de 44 à 50 ans, y sont plus sujettes que les autres.

Fleurs blanches et gonorrhée. Les filles comme les femmes sont sujettes à cet écoulement blanchâtre. Cet écoulement est naturel ou occasionné par un commerce impur. S'il est naturel, il procède d'un vice dans les humeurs, qui corrodent les vaisseaux de la matrice, s'y déposent et forment des ulcères capables d'entretenir cet écoulement. Les filles ou femmes travaillées de cette affection n'ont rien de mieux à faire que de se purger.

Si l'écoulement procède d'un commerce impur, on l'appelle gonorrhée. *Voyez* chap. XIV du livre Ier.

Livre VII et dernier.

MALADIES PARTICULIÈRES AUX ENFANTS

—

Chapitre Ier.

Aphthes, dentition, hydrocéphales.

Aphthes. Ce sont des pustules vésiculaires blanchâtres qui occupent surtout la bouche et quelquefois les parties internes de l'enfant. Si elles n'occupent que la bouche et si elles sont peu profondes, elles se dissipent sans remède. Si elles sont profondes, noirâtres, et si elles s'insinuent dans la trachée artère et ses divisions, elles sont dangereuses en ce qu'elles excitent la toux et l'oppression. Il faut alors séparer de la masse des humeurs le vice qui occasionne ces sortes d'ulcères, en purgeant l'enfant.

Des lotions avec la tisane de sauge, de miel et demi-cuillerée de myrrhe macérés dans un verre d'eau chaude, ou de la racine de guimauve et une tête de pavot bouillies *ensemble*, et employées en gargarismes, sont très utiles.

Dentition. C'est une opération de la nature, qui se fait chez la plupart sans accident ; chez d'autres les gencives se tuméfient, la bouche s'échauffe, la soif s'ensuit ; les douleurs font saliver, excitent le vomissement, le cours de ventre, et causent des tranchées. Les lèvres s'enflent et se gercent. La dentition laborieuse occasionne des tressaillements pendant le sommeil, des cris que rien ne peut apaiser, des insomnies et des convulsions terribles. Il serait dangereux de troubler l'ordre de la nature ; mais il faut l'aider, ramollir les gencives avec le lait que la nourrice doit faire découler dans la bouche de l'enfant, presser les gencives avec le doigt ou une racine de guimauve, lui humecter la bouche avec de l'eau miellée Si la pousse des dents produit une grande inflammation, on doit croire qu'il y a des embarras qui s'opposent à la filtration des humeurs et l'on purgera. Je n'approuve ni les incisions aux gencives, ni les saignées, ni les vomitifs, ni les narcotiques

Hydrocéphale. Engorgement de sérosités dans la tête, ce qui la rend monstrueuse. Le seul remède est la purgation.

Chapitre II.

Nouûre et maladie des hanches

La nouûre, le rachytis ou la chartre des enfants se manifeste par l'engourdissement des parties, la grosseur de la tête, des nodus aux jointures, le gonflement et la courbure des os. Ces symptômes sont occasionnés par un vice interne contracté dans le sein de la mère ou le mauvais lait de la nourrice.

Le vice qui occasionne le gonflement et la courbure du corps n'épargne pas la poitrine. Il engorge le plus souvent le poumon, produit la difficulté de respirer, la toux, les crachats purulents, la carie des os, la fièvre lente, la phthisie. Il est nécessaire de se purger.

Maladie des hanches. Elle attaque surtout les enfants. Ils sentent des douleurs à l'articulation; quelques uns boitent simplement; d'autres ne peuvent marcher. Elle est souvent produite par des chutes, des coups, des efforts violents, etc., qui occasionnent un dépôt de sang ou d'humeurs sur la partie comprimée, ce qui ne manque pas de produire intérieurement ou extérieurement une tumeur. Si la tumeur est extérieure, mettez un emplâtre capable d'attirer vers la peau les humeurs arrêtées, puis ajoutez les évacuations

Si les tumeurs sont déposées à l'articulation de la cuisse, soit par la violence de la chute, soit à la suite de quelques maladies graves, telles que rhumatisme, goutte, syphilis, écrouelles, il se formera un abcès interne dont la matière purulente peut, par son séjour, détruire les ligaments et les cartilages de l'articulation, et même carier l'os de la cuisse. Cet état est toujours suivi de fièvre lente qui consume les malades jusqu'à la mort. Recourez alors à ce que prescrit le ch. xv, liv. Ier

Chapitre III.

Teigne, suintement des oreilles, gale.

Teigne. C'est une espèce de dartre produite par une humeur âcre, corrosive, d'une odeur désagréable. Elle occupe la tête et le plus souvent le visage des enfants, et s'étend sur les différentes parties du corps.

On appelle rache ou feu volage, la teigne qui n'occupe que le visage en forme de gale. Cette maladie procède pour l'ordinaire de la mauvaise qualité du lait de la nourrice. La purgation est indispensable, et si l'on était sûr que la teigne appelée Rascoffao vient d'un vice syphilitique, scrofuleux ou scorbutique dans lequel l'enfant serait né, il faudrait traiter ces maladies. De quelque cause que procède la teigne, il faut faire sortir l'humeur âcre, corrosive, dont l'épaississement occasionne les croûtes de la teigne, et prendre de la tisane de patience, de fumeterre et de scabieuse. On emploie les feuilles de matricaire-camomille, le lierre terrestre et le framboisier réduits en bouillie avec la graisse de porc et passés pour en faire des lotions.

L'emploi des astringents causerait des dépôts bien plus dangereux que la teigne, qui se guérit le plus souvent d'elle-même et sans remède. Il vaut donc mieux employer ce qui attire l'humeur que de la répercuter.

Le suintement sanieux et purulent des oreilles a la même cause que la teigne. Il doit être traité de même. Il occasionne souvent la surdité, lorsqu'on néglige d'évacuer l'humeur âcre, corrosive qui produit le suintement.

Gale des enfants. Elle n'a nulle rapport avec celle des adultes. Celle-ci est une dépuration qui arrive à la plupart de ceux qui ont pris un mauvais lait. Cette ébullition ou dépuration produit des pustules plus ou moins grosses. Elles se guérissent souvent d'elles-mêmes et produisent des démangeaisons. Si la guérison tarde employez les purgatifs.

Chapitre IV.

Rougeurs, écorchures, gerçures, signes de naissance, crinons, cirons.

Rougeurs, écorchures, gerçures. Elles sont occasionnées par le trop long séjour des urines et des excréments. Il faut changer souvent l'enfant, et appliquer sur les rougeurs et écorchures un linge trempé dans l'huile battue avec assez d'eau pour former une pommade.

Les écorchures au cou, aux oreilles et derrière les oreilles exigent la propreté. On les lave avec de l'eau tiède; on les saupoudre avec la poussière de bois vermoulu ou la poudre de roses ou celle de lycopode

Les fleurs et feuilles de camomille en cataplasmes guérissent les gerçures et les callosités, et 30 grammes de cire vierge avec 130 grammes d'huile d'olives empêchent les crevasses.

Les signes de naissance ne sauraient être attribués qu'aux envies des femmes enceintes qu'elles n'ont pu satisfaire. Ce sont des taches de différentes couleurs ou des excroissances ayant différentes formes. En les enlevant, ce qu'il ne faut pas faire, on enleverait la peau.

Les crinons, qui sont des insectes de la grosseur du crin,

ressemblent assez aux vers du fromage, excepté qu'ils ont la tête noire.

Les cirons sont des insectes moins rares que les précédents. On les trouve dans plusieurs sortes de pustules purulentes où ils causent de grandes démangeaisons. Il est probable qu'ils viennent de quelque pourriture ou corruption générale des humeurs.

Je laisse au chirurgien le soin de guérir le filet de la langue et le bec de lièvre qui ne demandent que l'opération de la main

CONCLUSION.

D'après les sept livres qui composent cet opuscule on voit que les maladies n'ont qu'une seule et même cause. Il nous reste à expliquer quels purgatifs paraissent les plus efficaces, et nous dirons à ce sujet toute notre pensée. Les purgatifs conseillés le plus souvent sont : l'eau de Sedlitz, la manne, la casse, l'huile de ricin, le sulfate de potasse, de soude, de magnésie, la crème de tartre, le séné, la rhubarbe, l'aloës, le jalap, etc. ; mais les uns ne purgent pas assez, et d'autres purgent en échauffant ou n'ont pas les qualités requises pour fondre les différentes sortes d'humeurs et de sérosités qui causent les maladies. Nous préférons donc à ces purgatifs pris isolément des composés dont les propriétés sont telles qu'ils chassent les mauvais levains, sans affaiblir, sans causer d'irritation. On connaît les pilules d'Anderson, celles de Bontius, de Francfort, etc. Puis est venue la médecine Leroy qui, par son excès d'énergie et les spiritueux dont elle se compose, les précautions dont il faut s'entourer pour la prendre, et le dégoût qu'elle donne, a beaucoup perdu de sa popularité, malgré tous les services qu'elle a rendus. Après la médecine Leroy a paru le remède Morison composé de deux numéros, dont l'un se prend le soir et l'autre le matin. On ne saurait disconvenir que ce remède a fait de belles cures, et cependant les uns prétendent que le n° 1 contient un principe narcotique, dont l'usage fréquent peut affecter à la longue les organes du cerveau : d'autres soutiennent que le n° 2 cause des coliques violentes, produit dans tout le corps un refroidissement très-pénible, des nausées, des vomissements : ce qu'ils attribuent à une ou plusieurs substances vénéneuses. D'autres enfin se plaignent du prix qu'il coûte, et il est certain que ce remède, tout imparfait qu'il est, a été une véritable Californie pour ses inventeurs. On parle encore des pilules d'Holloway, qui paraissent plus douces et assez efficaces, mais, comme si l'auteur ne gagnait point assez avec ce purgatif, qui coûte cher, il exige que le traitement soit complété par l'emploi d'un onguent encore plus coûteux dont on doit se couvrir le corps comme d'un emplâtre, ce qui paraît imaginé plutôt pour salir le corps et le linge, et faire dépenser de l'argent que pour guérir.

Enfin il a paru des pilules qui se prennent en mangeant, ce qui n'empêche pas que celui qui les prend ne soit tourmenté de coliques pendant 24 heures, preuve certaine qu'elles troublent la digestion et sont plutôt nuisibles qu'utiles.

Depuis quelque temps, nous avons ouï parler avec éloge de nouveaux remèdes appelés à détrôner tous les dérivatifs ci-dessus, qui coûtent tant aux malades et si peu aux inventeurs, et jaloux de mériter la confiance de nos lecteurs, nous leur en indiquons la composition. Leroy voulait que le malade commençât son traitement par un vomitif ; Morison préférait un léger purgatif, et l'auteur des pilules dépuratives partage cette opinion. Celles-ci sont donc de deux sortes, le n° 1 qui se prend le soir, trois heures après le dernier repas, et le n° 2.

qui se donne le lendemain matin à jeun, à la dose de 5 à 10. Quant aux grains suisses, autre espèce de dérivatif, ils s'administrent comme le n° 2 et à la même dose. Ils ont été composés pour ceux qui n'aiment point les amers.

On se dispose la veille du jour où l'on emploie les grains suisses, en prenant une ou deux tasses de bouillon aux herbes dans lequel on fait dissoudre, de 15 à 30 grammes de sulfate de soude, par litre.

La limonade apéritive sèche et la limonade gazeuse sont des poudres délicieuses. On met une cuillerée de l'une d'elles dans un verre d'eau que l'on avale, soit après une purgation, soit à toute heure du jour. Il ne faut pas se servir de ces poudres avec du lait, ni les employer avec l'eau froide, si le corps est en sueur.

Si la loi actuelle favorisait les découvertes de ce genre, l'auteur les eût propagées à son profit; mais quiconque fait autoriser de semblables remèdes, n'a pas même le privilége de les débiter, s'il n'est pharmacien, à moins qu'il ne veuille s'exposer à l'amende, et à la prison pour récidive. En attendant la promulgation d'une nouvelle loi, plus favorable aux intérêts du commerce et de l'industrie, l'inventeur n'a pas voulu priver le public du fruit de son travail et de ses recherches, c'est pourquoi il nous a autorisé à décrire la composition de ses médicaments. On comprend que ces dérivatifs peuvent être plus ou moins actifs, selon la dose des principaux éléments qui les composent, mais nous ne conseillons à personne d'y rien ajouter. On peut prendre ces remèdes quinze et trente jours de suite, sans avoir à redouter la moindre inflammation. Ils agissent plus promptement, si on les avale en poudre, à dose d'un demi-gramme à un gramme.

Pilules dépuratives.

N° 1		N° 2.	
Aloès	8 gr.	Aloès	6 gr.
Jalap	6	Coloquinte. . . .	3
Séné	3	Scammonée d'Alep	3
Rhubarbe	2	Gutte.	3
Tartre soluble . .	3	Séné	2
Tanaisie.	2	Rhubarbe	2
Gingembre. . .	1	Tartre soluble . .	3
	——	Tanaisie.	2
	25 p[r] 150 pilules.	Gingembre. . . .	1
			——
			25

Grains suisses.

Jalap	6 grammes.
Coloquinte.	3
Scammonée	3
Gutte	3
Séné	2
Rhubarbe	2
Sulfate de soude effleuri . . .	3
Gingembre.	1/2
Capsicum annuum ou poivre de Cayenne	1/2
Gomme adragant	2
	——
	25

On emploie l'eau ou le vin blanc en quantité suffisante, pour mettre ces poudres en pâte, puis en pilules que l'on roule dans le tartre non soluble.

On peut remplacer la scammonée par l'extrait de coloquinte composé, qui s'emploie avec avantage, s'il a été fait consciencieusement.

Limonade sèche apéritive.

Sucre	30 grammes
Tartre soluble	6
Crème de riz	2
Cannelle	1
Gingembre	1

Limonade gazeuse sèche.

Sucre	30 grammes
Acide tartrique	3
Bi-carbonate de soude . . .	3
Crème de riz	2
Cannelle	1
Gingembre	1

D'après ces détails, nos lecteurs jugeront à quels dérivatifs ils doivent donner la préférence, et quel que soit le remède qu'ils adoptent, ils diminueront ou augmenteront la dose selon l'effet qu'il produit.

Le meilleur moyen d'avaler les pilules est de les placer dans une cuillère et de les couvrir d'un sirop, ou de miel, de confitures, de pommes cuites, etc. Le sirop de roses pâles est préférable.

On prend les plus forts purgatifs le matin à jeun, et deux heures après, on a recours à un bon bouillon : un peu plus tard, on mange, si l'appétit se fait sentir.

Les malades attaqués de fièvre ne prendront point de nourriture ; mais ils peuvent employer le bouillon de veau toutes les deux ou trois heures. Le bouillon nourrissant doit se faire avec le mouton, le bœuf ou la volaille. Il doit être dégraissé. On peut y joindre un jaune d'œuf frais, un peu de crème de riz ou de semoule, une tranche de pain rôti, un morceau d'écorce de citron ou toute autre chose au goût du malade. Quelque nourrissant que soit le bouillon, il ne fera point de mal, pourvu que le malade le prenne de bon cœur et en petite quantité. S'il préfère le bouillon faible, il faut lui en donner.

Ceux qui ont de la répugnance pour le bouillon gras prendront des bouillons maigres, composés chacun avec un jaune d'œuf frais délayé et cuit dans l'eau bouillante, ou bien avec la crème de riz, le gruau, le suc de pois, de lentilles ou des herbes potagères, en consultant le malade qui sent ce qui convient à son tempérament.

Les bouillons ne seraient pas assez substantiels, si l'on ne joignait à chacun le jaune d'un œuf frais, ou quelque peu de gruau, de crème de riz, etc.

Tous ces bouillons maigres se feront avec peu de sel et de beurre frais.

Si le malade a la bouche mauvaise et dédaigne tout aliment, il peut se rincer la bouche avec du sirop de capillaire, de mûres, d'orgeat, de la limonade ou de l'eau avec 1/5 de vinaigre, ou tout autre liquide.

Un malade peut, dans le temps des fruits, mâcher une pêche, une poire, une orange, quelques grains de grenade, mais sans en avaler le suc.

L'eau est ce qui délaye, dissout et facilite le mieux la sortie des glaires, des obstructions et des mauvais levains; c'est pourquoi le malade doit en boire en diverses fois, pendant l'opération du remède, au moins deux livres et plus. On peut boire entre deux bouillons et toutes les fois que le besoin s'en fait sentir.

L'eau pure, qu'il ne faut pas boire froide lorsqu'on est en sueur, et l'eau panée avec gros comme une noix de pain rôti, mis pendant dix minutes dans une pinte d'eau, feront les meilleures boissons. Le malade peut cependant user de toute autre tisane, sous la condition d'en faire de nouvelle de 12 en 12 heures.

Le thé simple ou au lait, et la crême de riz légère au gras ou au maigre, peuvent servir de boisson à ceux auxquels la tisane répugne.

On peut dormir, après avoir pris une purgation : mais il faut se tenir éveillé, dès qu'elle opère.

Celui qui veut manger peut prendre pour nourriture quelques tranches de pain cuites dans le bouillon, ou un peu de riz, de vermicelle, de semoule bien cuits, en augmentant à mesure la portion. On doit préférer la soupe, le bouilli et le rôti de veau, le mouton, la volaille à d'autres mets. Les jours de purgation, on se privera d'aliments crus, à moins que par un goût dépravé, le malade ne les préfère. Dans ce cas, donnez-en peu. Cet avis conforme à la nature et au tempérament du malade peut paraître singulier ; mais l'expérience nous apprend qu'en évacuant les âcretés qui occasionnent la fièvre, il n'y a aucun risque de donner aux malades des soupes et autres aliments de facile digestion. S'il les prend avec plaisir, c'est que son estomac les demande, et qu'ils sont nécessaires pour adoucir l'âcreté des humeurs autant que pour le soutenir. Si l'on use de vin, il faut y mettre les trois quarts d'eau.

Ceux qui prennent du lait doivent se purger tous les 8 ou 15 jours, pour évacuer le limon que cette nourriture dépose.

Ceux qui ont été saignés doivent recourir à la purgation, afin d'évacuer les substances morbifiques auxquels la saignée donne plus d'empire. Les bains n'ont rien de contraire après la purgation, et ceux même qui ont employé le mercure ne doivent pas craindre de se purger.

Si le malade n'est pas soulagé par une évacuation copieuse, c'est qu'il reste encore des impuretés qu'il faut chasser. Le défaut d'évacuation vient toujours de l'ancienneté, de l'épaississement et de l'adhérence des mauvaises humeurs. Trois livres pesant de matière, y compris les urines, forment une évacuation suffisante.

On peut se purger, dans la chaleur de la fièvre, avant ou après l'accès, en laissant passer le froid qui retarde l'effet du remède.

La sueur étant une évacuation presque toujours naturelle, on doit la laisser passer, avant de purger le malade.

S'il sue pendant l'action du remède, tenez-le chaudement afin d'empêcher la rentrée de la sueur. La boisson devient nécessaire pour délayer, dissoudre et faciliter la sortie des levains, engorgements et obstructions.

Les lavements et les bains ne peuvent que bien s'accorder avec la purgation. L'inflammation, la fièvre ardente, les coliques, la pleurésie, les rhumes, les fluxions exigent une prompte évacuation. Il faut aussi attaquer et détruire par ce moyen l'humeur de la goutte. Dans toutes les éruptions de la peau et les crises favorables, on doit attendre que l'éruption ou la crise soit terminée, pour purger le malade, à moins que l'une ou l'autre ne s'annonce par des symptômes fâcheux.

Les menstrues retardées ou arrêtées exigent également la purgation.

Si l'on vomit le remède trois heures après l'avoir pris et que cet intervalle ait suffi pour le digérer et lui faire produire son effet, on conclut que ce vomissement était nécessaire. Si on le vomit aussitôt après l'avoir pris, on purgera de nouveau et sur le champ. On peut avant, pendant ou après l'opération du remède, prendre un lavement d'eau tiède.

Les somnifères sont dangereux. Les astringents le sont également en ce qu'ils font rentrer l'humeur morbifique. Il n'y a pas de meilleur régime que de manger de tous les mets que l'on croit bons, en s'abstenant de la quantité et de ce qui est nuisible. Il faut surtout se dissiper et éviter ce qui peut affecter l'esprit.

DÉFINITION DES TERMES

employés

POUR EXPLIQUER LES PROPRIÉTÉS DES PLANTES

Anodin. Synonyme de calmant.

Anti-blennorrhagique, contre la blennorrhagie

Anti-dartreux, contre les dartres.

Anthelmintique, contre les vers.

Anti-épileptique, contre l'épilepsie.

Anti-hystérique, contre l'hystérie.

Anti-scorbutique, contre le scorbut.

Anti-scrofuleux, contre le scrofule.

Anti-syphilitique, contre la syphilis.

Anti-septique, contre la corruption et la gangrène.

Aphrodisiaque, substance stimulante qui agite le sang.

Astringent, substance qui resserre et cause une sorte de crispation dans la partie avec laquelle on la met en contact. Si cette crispation a lieu à l'extérieur la plante s'appelle styptique.

Balsamique, qui tient de la nature des baumes.

Béchique, qui s'emploie contre la toux.

Carminatif, qui expulse les vents et les flatuosités.

Cathartique, purgatif moins fort que les drastiques.

Céphalique, bon pour la tête.

Caustique, qui brûle et désorganise les substances animales.

Cordial, excitant et stimulant diffusible comme les

aromates et les vins généreux, qui augmente l'action vitale du cœur et de l'estomac.

Décoction, opération qui consiste à faire bouillir les plantes.

Désobstruant, propre à dissiper les obstructions.

Dessiccatif, qui dessèche les plaies et les ulcères.

Détersif, qui nettoie.

Diaphorétique, qui excite la transpiration.

Diurétique, qui pousse aux urines.

Drastique, purgatif très-violent.

Emétique, qui détermine le vomissement.

Emménagogue, qui provoque la menstruation.

Emollient, qui relâche, détend et ramollit les parties enflammées.

Expectorant, qui favorise l'expulsion des matières contenues dans les bronches.

Fébrifuge, bon pour la fièvre.

Fondant, qui liquéfie les humeurs épaissies.

Hépathique, bon pour le foie.

Hydragogue, qui fait écouler les sérosités épanchées dans les cavités ou infiltrées dans les tissus organiques.

Hystérique, bon pour guérir l'hystérie.

Incisif, qui divise les humeurs.

Infusion, opération qui consiste à verser et à laisser refroidir un liquide bouillant sur une plante.

Laxatif, médicament qui purge sans irriter.

Lithontriptique, substance que l'on croit propre à dissoudre des calculs dans les voies urinaires.

Maturatif, tonique excitant employé pour hâter la suppuration d'une tumeur.

Mucilagineux, qui contient une substance végétale qui se rapproche de la gomme.

Narcotique, qui fait dormir.

Pectoral, substance ordinairement adoucissante que

l'on regarde comme propre à combattre les affections des poumons.

Purgatif, qui fait évacuer par les selles.

Résolutif, qui détermine la résolution des engorgements.

Sédatif, qui modère une action organique augmentée.

Sialagogue, qui provoque l'excrétion de la salive.

Stimulant, qui excite plus ou moins promptement l'action organique des divers systèmes de l'économie.

Stomachique, qui fortifie l'estomac.

Styptique, qui resserre, synonyme d'astringent.

Succédané, qui peut être substitué à un autre, parce qu'il a les mêmes propriétés.

Sudorifique, qui provoque la sueur.

Tonique, qui augmente la force.

Vermifuge, qui chasse les vers.

Vésicant, qui détermine une sécrétion séreuse, à la surface du derme.

Vulnéraire, propre à la guérison des plaies.

N. B. Il suffit de faire infuser les plantes aromatiques employées *en tisane*.

PETIT DICTIONNAIRE

DES

PLANTES MÉDICINALES LES PLUS USITÉES

AVEC LEURS PROPRIÉTÉS.

A.

Absinthe (grande). Tonique, vermifuge, fébrifuge, hépathique, vulnéraire, légèrement emménagogue. Elle s'emploie en décoction, et l'on en met une demi-once par deux livres d'eau. On se sert surtout des feuilles et des sommités. Elle produit d'heureux effets dans les fièvres intermittentes.

Absinthe (petite). Elle jouit des mêmes propriétés, mais avec moins d'énergie.

Acanthe ou *branche-ursine* ou *branc-ursine*. Toutes ses parties sont émollientes. La décoction des feuilles s'emploie surtout en lavements. Elles sont vulnéraires et détersives.

Acaveria. Sa racine est amère, et s'emploie contre la morsure des animaux venimeux.

Ache (persil ou céleri des marais). Toutes ses parties sont aromatiques, d'une saveur piquante, un peu âcre et amère ; elles sont stimulantes. Ses qualités s'affaiblissent par la culture. La racine s'emploie comme diurétique.

Acorus ou *canne aromatique*. Racine diurétique, cordiale, carminative, hystérique.

Agaric blanc. Violent drastique. Il est aussi émétique On ne l'emploie guère qu'en médecine vétérinaire.

Agaric de chêne. On en fait l'amadou qui sert à arrêter le sang.

Aigremoine. Plante un peu amère et astringente, employée pour les gargarismes détersifs contre les maux de gorge atoniques. Elle est vulnéraire. On s'en sert dans l'hydropisie, la jaunisse, la petite-vérole. Elle est antisyphilitique et hépathique. On l'emploie aussi en lavements.

Ail. Stimulant très-actif, emménagogue. Infusé dans du lait ou du bouillon, il s'emploie comme vermifuge à l'intérieur. Etant cuit, il perd ses propriétés.

Alcée (rose trémière ou passe-rose). Emolliente comme la guimauve.

Algues. Cette famille ne contient pas de plantes vénéneuses. La plupart sont anthelmintiques.

Alisma ou *plantain d'eau.* Sa racine a été préconisée contre la rage.

Alliaire. Cette plante tire son nom de l'odeur d'ail qui la distingue. Quoique peu usitée, sa racine est diurétique et antiscorbutique.

Aloès. Le soccotrin ou succotrin est le meilleur. Il est tonique, emménagogue, purgatif et drastique, selon la dose, qui varie de 6 à 24 grains. Il convient dans les obstructions, la jaunisse, les maladies de peau.

Amandes douces. Adoucissantes, rafraichissantes, légerement narcotiques.

Amandes amères. Dangereuses selon les uns, et toniques selon les autres.

Angélique. Stomachique, diaphorétique, emménagogue. Elle s'altère facilement.

Anis. Stimulant, carminatif. Il donne de la chaleur à l'estomac et sert dans les coliques flatuleuses, dépendant d'un état de faiblesse du canal intestinal, ou dues à la présence de substances indigestes dans les voies alimentaires. On l'administre en infusion théiforme, à la dose de 1 à 2 gros par pinte d'eau.

Ansérine. Il en a de trois sortes, 1° l'ansérine vermifuge; 2° le thé du Mexique préconisé comme stomachique, sudorifique, emménagogue; 3° l'ansérine fétide, antispasmodique, incisif, résolutif, expectorant.

Arbousier ou *busserole.* Les feuilles sont diurétiques.

Aristoloche. Il y en a cinq espèces dont les racines sont toniques, diurétiques, emménagogues.

Armoise vulgaire, tonique, emménagogue. La racine est un puissant anti-épileptique. L'armoise maritime est un excellent vermifuge.

Arnica ou *tabac des Vosges.* Cette plante a été préconisée comme stimulante et éminemment fébrifuge, et quelquefois aussi comme une panacée contre tous les accidents des chutes. Elle agit puissamment sur l'appareil digestif et sur le système nerveux, et pourrait à trop haute dose, causer les mêmes accidents que les végétaux narcotico-âcres. On prend 5 à 6 grains de la racine en poudre dans les 24 heures.

Arroche des jardins (bonne dame, belle dame). Elle est rafraîchissante et un peu laxative.

Arum maculatum (gouet, pied de veau). Racine fébrifuge, incisive dans les affections asthmatiques et les cachexies séreuses. Appliquée fraîche sur la peau, cette plante produit la rubéfaction et la vésication, ce qui l'a fait presque abandonner.

Asaret d'Europe (voyez *Cabaret.*)

Aspérule odorante ou *muguet des bois.* Légèrement astringente et tonique. Peu usitée.

Aspérule. Herbe à esquinancie. S'emploie en gargarisme contre l'esquinancie.

Assa-fœtida. Puissant antispasmodique dont l'expérience ne justifie pas la réputation. On l'emploie aussi en lavement.

Astragale sans tige. Préconisée comme un des meilleurs sudorifiques, et employée dans le traitement de la gale et de la syphilis.

Aune ou *aulne.* Ecorce astringente et tonique.

Aunée. Racine stimulante, emménagogue, diaphorétique.

B.

Baguenaudier. Les feuilles sont un des meilleurs succédanés du séné. On l'appelle séné d'Europe, faux séné, séné vésiculeux.

Balsamite odorante (menthe coq, herbe au coq, coq des jardins, grand baume). Les sommités fleuries sont toniques, antispasmodiques, vermifuges et regardées comme un puissant correctif de l'opium.

Bardane. Racine sudorifique et un peu anti-syphilitique. Ses feuilles appliquées comme toniques ravivent les ulcères atoniques. On les a préconisées contre la teigne, c'est pourquoi on appelle cette plante herbe aux teigneux. Les semences sont diurétiques.

Basilic. Les fleurs et les feuilles sont antispasmodiques et stimulantes.

Belladone. Narcotique précieux contre les toux opiniâtres et surtout la coqueluche. La racine ou les feuilles s'emploient en poudre à la dose d'un quart de grain à deux grains dans les 24 heures.

Benjoin. Baume qui découle d'un arbre. C'est un stimulant qui excite la muqueuse bronchique.

Benoîte. Tonique, apéritive, astringente, fébrifuge. On a proposé cette plante comme succédanée du quinquina.

Berle (ache d'eau). Antiscorbutique, emmenagogue, diurétique, etc. Aujourd'hui inusitée.

Bétoine officinale. Feuilles toniques, céphaliques. Racines purgatives, émétiques. On ne s'en sert plus.

Bouillon blanc. Fleurs pectorales et béchiques. Feuilles émollientes.

Bouleau aulne. Voyez *Aulne*.

Bouleau blanc. Les feuilles et l'écorce en infusion sont diurétiques et fébrifuges.

Bourrache. Les sommités fleuries sont diaphorétiques, béchiques et diurétiques, propriété qu'elles doivent au nitrate de potasse qu'elles contiennent. On a beaucoup trop vanté ses propriétés.

Bryone. Préconisée à l'intérieur comme succédanée de l'ipécacuanha et du Jalap. Purgatif drastique contre l'épilepsie. La racine fraîche appliquée sur la peau agit comme sinapisme. Cette propriété disparaît en la faisant dessécher dans un four. A trop forte dose, la bryone agit comme poison âcre.

Buglosse. Mêmes propriétés que la bourrache.

Bugle, faux pin. Tonique, antispasmodique, apéritive, désobstruante, diaphorétique, céphalique, très emménagogue, légèrement astringente.

Bugrande, bugrane ou *arrête-bœuf*. Racine diurétique.

Buis, feuilles purgatives. Bois et racine sudorifiques. Antisiphylitique

C.

Cabaret (asaret, nard sauvage, oreille d'homme ou oreillette). C'est la plante qui remplace le mieux l'ipécacuanha, lorsqu'elle est fraîche On prend la poudre de la racine ou des feuilles, à la dose de 30 à 40 grains dans 6 onces d'un liquide quelconque. Cette poudre est aussi sternutatoire.

Café. Lorsqu'il est réduit en poudre, sans avoir été torréfié, ou qu'il est pris en décoction, il produit d'heureux résultats dans les fièvres intermittentes opiniâtres.

Cahinça. Les propriétés de la racine sont encore fort incertaines. Elle agit comme purgative et vomitive, selon la dose. On la dit aussi diurétique, diaphorétique, etc.

Caille-lait ou *Gaillet*. Employée tantôt comme astringente et tantôt comme antispasmodique. Elle n'a pas la propriété de faire cailler le lait.

Camomille. La camomille romaine dont on fait infuser les fleurs, 10 à 12 têtes par litre d'eau, est tonique, vulnéraire, fébrifuge, diaphorétique, résolutive, stimulante, stomachique, et un puissant antispasmodique. La camomille puante ou maroute, succédanée de la précédente, est antispasmodique, à cause de son odeur, puis tonique et fébrifuge. La camomille commune a les mêmes propriétés, mais à un moindre degré.

Camphre. Antispasmodique, diaphorétique et anti septique à l'intérieur, la dose varie de 5 à 6 grains à un scrupule et un ou 2 gros dans les 24 heures. A forte dose, c'est un violent poison.

Camphrée de Montpellier. Cette plante est diurétique, sudorifique, stimulante, expectorante. On prend les feuilles en infusion.

Cannelle. Celle de Ceylan est la meilleure. C'est un stimulant très-actif.

Capillaire des pharmaciens. Mélange de capillaire du Canada et de celui de Montpellier, léger excitant qui convient dans les catarrhes pulmonaires. Il s'emploie en sirop.

Carex ou *laiche*. Racine sudorifique, ce qui l'a fait appeler salsepareille d'Allemagne.

Carline. Racine sudorifique. Inusitée.

Carmentine. Réputée béchique et pectorale.

Carotte. Graines carminatives, stomachiques, diurétiques. Action stimulante et échauffante. Racine apéritive et calmante.

Carthame. Graines purgatives. Inusitée.

Carvi. Graines d'une odeur forte et aromatique. Stimulantes et carminatives comme l'anis.

Cascarille. Tonique, astringente et fébrifuge. On la prend en poudre, à la dose de 2 à 4 gros en plusieurs prises.

Casse. Laxatif très-doux. Le séné vient d'une espèce de casse.

Centaurée (grande), racine amère, tonique et sudorifique. Inusitée.

Centaurée (chausse-trape ou chardon étoilé). Amère, succédanée du quinquina. Sa racine est un puissant diurétique contre les maladies des reins, la gravelle la colique néphrétique.

Centaurée (chardon bénit). Sudorifique, tonique, stomachique, hépathique, vermifuge, fébrifuge, mais propriétés peu énergiques.

Centaurée (petite). Bon tonique, amère, le meilleur fébrifuge après la grande gentiane, stomachique, vermifuge.

Cerfeuil. Apéritive, incisive, diurétique, emménagogue, résolutive, béchique, un peu excitante; en décoction, elle est employée comme résolutive et pour calmer les douleurs hémorrhoïdales et l'érysipèle. Le suc est employé comme diurétique, soit seul, soit avec du vin blanc.

Cerfeuil musqué. Mêmes propriétés

Cétérach (doradille). Feuilles pectorales employées avec succès contre les maladies de la vessie et la gravelle.

Chanvre. Sa graine appelée chenevis contient beaucoup d'huile grasse, qui est laxative. Ses graines sont mucilagineuses, émollientes, calmantes dans leur fraîcheur. Le suc des feuilles est narcotico-âcre, tenant du tabac et de l'opium.

Chardon. Employé comme sudorifique.

Chardon bénit. Espèce de centaurée, amère, tonique, sudorifique.

Chardon étoilé ou *chausse-trape*. Voyez *Centaurée*.

Chardon roland ou *roulant*. Panicaut commun, racine diurétique, apéritive, emménagogue.

Chardon hémorrhoïdal, auquel on attribuait la propriété de préserver des hémorrhoïdes.

Chausse-Trape. Voyez *Centaurée*.

Chélidoine. — *Eclaire*. Suc caustique, très-amer, guérit les verrues et autres taches sur la peau. C'est un poison irritant, qui a été cependant préconisé contre l'ictère, les hydropisies, les scrofules et les fièvres intermittentes. Sa propriété drastique est la seule constatée. L'eau distillée de la plante a été employée contre les maladies des yeux. La décoction des feuilles sèches est stomachique et stimulante. On s'en sert pour lotionner les ulcères atoniques, scrofuleux et dartreux.

Chêne rouvre. Son écorce intérieure et ses fruits (les glands) sont très-astringents. La poudre est employée dans le pansement des ulcères atoniques. Elle est aussi réputée vermifuge. Mélangée à la camomille romaine et à la racine de gentiane, elle a été employée avec succès dans le traitement des fièvres intermittentes sous le nom de quinquina français. Le gland est cependant un peu tonique et calmant.

Chervi. Racine d'une saveur douce et aromatique,

recommandée dans l'hémoptysie, l'hématurie, etc., aujourd'hui inusitée.

Chèvrefeuille. Fleurs en décoction recommandées dans le traitement de l'asthme, du catharre pulmonaire Fleurs en infusion amères et mucilagineuses.

Chicorée sauvage. Ses feuilles infusées sont toniques, fondantes, stomachiques, légèrement laxatives et dépuratives. Sa racine est le meilleur succédané du café.

Chiendent. Racines apéritives, rafraîchissantes, émollientes, diurétiques, lorsqu'on y mêle quelques grains de nitrate de potasse.

Chironie. Voyez *Petite centaurée*.

Ciguë vireuse. Poison narcotico-âcre, plus actif que celui des autres ciguës. La racine est semblable à celle du panais.

Ciguë officinale (de Socrate ou grande ciguë, cigue commune) ressemble au persil. C'est un poison d'autant plus actif qu'il croît dans un pays plus chaud. Elle est classée parmi les narcotiques, elle agit comme sédative du système nerveux. Elle provoque le sommeil, la transpiration, la sécrétion urinaire, et agit sur le système lymphatique. On l'emploie dans les engorgements squirrheux, les cancers, scrofules, et l'on en a obtenu de bons effets contre la coqueluche et la phthisie commençante.

La ciguë des jardins ou petite ciguë est un thérapeutique puissant, mais dangereux.

Circée (herbe de Saint-Etienne, herbe aux sorciers). Plante résolutive.

Citrouille, variété de la courge. Semences adoucissantes.

Clématite ou *herbe aux gueux*. Aube-vigne, viorne, vigne blanche. On faisait autrefois des frictions pour la gale avec l'huile dans laquelle on avait fait macérer de la clématite, mais on y a renoncé, à cause de l'inflammation qui les suivait. C'est avec les feuilles pilées que les mendiants se font naître des ulcères aux jambes. C'est un purgatif dangereux.

Cochléaria officinal ou *herbe aux cuillères*, à cause de sa forme. C'est un puissant stimulant, et il est classé par les uns au nombre des plus puissants antiscorbutiques, et d'autres le rangent parmi les antiscorbutiques faibles. On l'appelle herbe au chantre, parce qu'il s'emploie dans les maux de gorge. On en mâche souvent les feuilles fraîches; on peut aussi les manger comme celles du cresson.

Colchique d'automne (vieillote, tue-chien, safran des prés). On ne se sert que des bulbes à petite dose, il agit comme diurétique et succédané de la scille. A dose plus forte, c'est un purgatif drastique, et il peut déterminer les accidents des poisons âcres. On commence par 2 ou 3 grains, On l'a employé contre l'hydropisie, mais surtout contre la goutte et le rhumatisme articulaire.

Colombo. Racine trés-amère. Tonique, stomachique et légèrement astringente. Comme stomachique, on emploie son infusion à froid; mais pour arrêter la diarrhée chronique provenant de faiblesse, on l'emploie en décoction.

Coloquinte. La meilleure est celle d'Alep. 10 à 12 grains causent une forte purgation. A dose plus forte, c'est un poison âcre. Sa teinture est antiblénnorrhagique.

Concombre sauvage. Sa racine ressemble à celle de la bryone et est très-amère. Son fruit donne le suc d'élaterium, violent purgatif.

Consoude officinale. Racine mucilagineuse, béchique.

très-légèrement astringente, employée contre l'hémoptysie.

Contrayerva (ou herbe contre-poison). Sa racine est excitante et diaphorétique.

Copahu (Baume). Térébenthine extraite d'un arbre du Pérou et du Mexique. Substance très-stimulante, s'emploie contre la blénnorrhagie, est purgative à forte dose.

Coq des jardins. Voyez *Tanaisie-Balsamite*.

Coquelicot. Pétales calmantes et diaphorétiques.

Coriandre. Graines stomachiques, toniques, excitantes, carminatives.

Cornouiller. L'écorce est proposée comme succédanée du quinquina.

Couleurrée. Voyez *Bryone*.

Courge. Toutes les espèces ont des graines appelées semences froides et réputées anti-aphrodisiaques.

Cresson ou *Sisymbre cresson*. Antiscorbutique, dépuratif, stimulant.

Crocus. Voyez *Safran*.

Croton (huile de). Extraite des graines des moluques et de pignons d'Inde. Une goutte suffit pour déterminer 10 à 12 selles.

Cubèbe. Voyez *Poivre*.

Cumin. Il vient de l'Egypte, de la Sicile et surtout de Malte. Ses graines sont stimulantes et carminatives. Elles sont plus grosses et plus allongées que l'anis.

Curcuma ou *Safran des Indes*. Stimulant et aromatique.

Cuscute commune. Apéritive et diurétique.

Cynoglosse. Racine antispasmodique et narcotique.

D.

Diagrède. Ancien nom de la scammonée.

Dentelaire d'Europe. Sa racine mâchée a quelquefois calmé l'odontalgie, d'où lui vient son nom. L'huile qu'on en extrait a été employée avec succès dans le traitement de la gale. Cette plante vésicante, âcre et caustique, est dangereuse à l'intérieur.

Digitale pourpre. Puissant diurétique, active la transpiration. Ses feuilles, sèches et en poudre, s'emploient dans l'hydropisie et les maladies du cœur ou du poumon. La dose est de 2 grains en 24 heures. On l'augmente à mesure jusqu'à 15 et 18 grains pour les adultes La plante fraîche est un poison narcotico-âcre assez dangereux.

Douce-amère. On prend ses jeunes pousses en décoction, ou bien on la met en extrait et l'on s'en sert à la dose de 10 à 12 grains contre la goutte, le rhumatisme et les affections dartreuses.

E.

Elaterium. Voyez *Concombre sauvage*.

Ellébore noir. Violent drastique, puissant diurétique. La racine s'emploie dans les affections mentales non-fébriles et sans inflammation ou irritation, contre l'hydropisie atonique, la paralysie et le tremblement. Les feuilles sont vermifuges et fébrifuges.

Epine-vinette ou *Epine-blanche*. L'écorce est amère et stomachique.

Epurge. Espece d'Euphorbe. Les semences renferment une huile très-purgative, qui se donne à la dose de 10 à 12 gouttes. La semence donne 50 o/o d'huile, et une once d'huile peut purger 96 personnes. Cette huile peut remplacer celle de croton-tiglium.

Eupatoire. Celui d'Avicenne ou des arabes paraît jouir d'une propriété purgative qui aurait quelque analogie avec celle de la rhubarbe. Elle est inusitée. D'au tres espèces sont purgatives, emménagogues, émétiques, fébrifuges.

Euphorbe. Les différentes espèces d'euphorbes sont très-dangereuses, en raison du suc laiteux très-caustique qu'elles contiennent. Voyez le mot *Epurge*.

F.

Fenouil. Toute la plante est aromatique, stimulante et diurétique. La racine est carminative.

Fragon à feuilles nues. Employé comme gargarisme dans le relâchement de la luette.

Fraisier. Racine apéritive, hépathique et diurétique, un peu tonique et astringente. Propriétés faibles. Les fraises sont vantées contre la gravelle et la goutte. Les jeunes feuilles, prises en infusion, sont diurétiques mais elles sont inutiles pour la guérison des ulcères.

Framboisier. Les feuilles sont astringentes et détersives. Les fleurs sont, dit-on, émollientes et diaphorétiques.

Frêne. Ecorce fébrifuge. Feuilles purgatives et diurétiques. Graines aphrodisiaques. Le tout faiblement.

Fumeterre. Tonique, dépurative, apéritive, amère, antiscorbutique, anti-dartreuse, si elle est employée fraîche et au printemps.

G.

Galanga. Sa racine est un stimulant très-peu usité aujourd'hui.

Gaillet ou *Grateron*. Espèce de caille-lait (Voyez ce mot). Il n'a, dit-on, aucune propriété médicale.

Garance. Racine astringente et diurétique. Elle rougit les urines et les os.

Gayac (bois de). Employé en décoction comme sudorifique. La résine de gayac, dissoute à la dose de 2 onces dans un litre de tafia, sert de remède contre la goutte. On en prescrit une ou deux cuillerées par jour, après quoi on prend une infusion de thé ou de l'eau.

Genet purgatif. Les rameaux, les feuilles et les fleurs sont un purgatif asssez énergique.

Genet à balais. Semences émétiques. Suc des fleurs et des feuilles apéritif et purgatif.

Genevrier. On n'emploie que les baies qui sont odorantes, toniques, diurétiques, anti-disuriques. Le bois est diurétique et sudorifique. Les feuilles et les baies sont bonnes, dit-on, contre l'hydropisie.

Gentiane jaune. Racine stomachique, amère, tonique et fébrifuge. Elle est aussi employée contre les scrofules.

Germandrée. Tonique et légèrement amère. Mêmes propriétés que la sauge, la menthe et le romarin. Elle sert de cataplasme pour les plaies de mauvaise nature.

Gingembre. Stimulant plus usité en Allemagne qu'en France. Il provoque la salive, et ceux qui parlent en public et le mâchent s'en trouvent bien. Les pulmonaires doivent le mâcher et avaler la salive. Il est stomachique, aphrodisiaque, tonique et carminatif.

Girofle. Puissant stimulant, céphalique, le plus fort des aromates.

Globulaire Turbith. Il agit à la manière du séné, mais à double dose, et il le remplace avantageusement. Ses feuilles sèches sont un purgatif drastique qui n'offre aucun danger.

Gouet. *V. Arum*. *Gouet* serpentaire.	Racine âcre et brûlante, purgative et incisive, lorsqu'elle est desséchée. Feuilles vulnéraires et astringentes.

Grateron. Voyez *Gaillet*.

Gratiole ou *herbe à pauvre homme*. Purgatif énergique, qui cause de l'irritation, ce qui le rend dangereux.

Grenadier. La pulpe des fruits est rafraîchissante. L'écorce est fébrifuge, astringente et s'emploie contre le tœnia. Les fleurs sont toniques, très astringentes.

Groseille noire ou *Cacis*. Feuilles diurétiques et apéritives.

Guimauve. Rafraîchissante, mucilagineuse et plus émolliente que toutes les plantes connues.

Gutte. Espèce de gomme qui découle d'un arbre. Violent drastique.

H.

Hédérée. Suc gommo-résineux, qui découle des vieux lierres des pays chauds. On l'a employé comme excitant, détersif et emménagogue.

Hellébore. Voyez *Ellébore*.

Hièble. La racine et l'écorce intérieure des tiges sont émétiques, purgatives et diurétiques. Les fleurs sont regardées comme stimulantes et diaphorétiques, et le rob, qu'on prépare avec les baies, est purgatif.

Houblon. Tonique et sédatif à haute dose. Racines sudorifiques et apéritives. Fleurs toniques, légèrement excitantes, un peu vermifuges, antisiphylitiques et antiscrofuleuses.

Houx commun. Feuilles amères et fébrifuges.

Houx petit (houx frêlon, fragon piquant). Racine amère, tonique et diurétique.

Hyssope officinale. Aromatique, cordiale, céphalique.

I

Imperatoire. Racine amère, diurétique, diaphorétique, aromatique, tonique, stimulante et emménagogue par excitation. On la dit sialagogue.

Ipécacuanha. C'est un vomitif plus doux que l'émétique. On le prescrit à la dose de 20 à 25 grains pour un adulte ; mais on partage cette dose en 2 ou 3 prises de quart d'heure en quart d'heure.

Iris germanique. Iris d'Allemagne, flambe, glayeul, iris nostràs. Racine purgative, diurétique, mais inusitée.

Iris de Florence. Si elle est recente, elle est employée comme purgative hydragogue, et sèche, comme incisive, expectorante, etc. On ne s'en sert plus guère que pour les pais à cautère.

Iris fétide ou *glayeul puant*, ou *iris gigot* a été préconisé comme antispasmodique.

J.

Jalap. Racine résineuse, qui tire son nom de Xalapa, ville du Mexique, près de laquelle on cultive cette plante. Le jalap est un fort purgatif. On le prescrit à la dose de 30 à 40 grains pour les adultes, et de 14 à 15 grains pour les sujets de 14 à 15 ans. La résine de Jalap doit être employée à la dose de 6 à 12 grains. Le Jalap est souvent sophistiqué avec la racine de belle-de-nuit ou de bryone.

Jujubier commun. Fruits doux, pectoraux, émollients et adoucissants.

Jusquiame. La noire et la blanche sont calmantes à très-petites doses, et narcotiques, à forte dose. Les feuilles sont plus énergiques que les racines, et les semences plus actives que les feuilles. On donne les feuilles en poudre à la dose de 1 à 6 ou 8 grains et davantage, en augmentant peu à peu. On se sert moins de la blanche, quoiqu'elle ait les mêmes propriétés que la noire.

L.

Laitue. La laitue cultivée est calmante, rafraîchissante et légèrement laxative. La laitue vireuse qui croît sur le bord des champs, est narcotique et son suc est sédatif.

Lampsane. Le suc des feuilles ou les feuilles incorporées dans un corps gras sous forme de pommade, ont été préconisées pour la guérison des engorgements inflammatoires qui viennent au sein des femmes qui nourrissent.

Laurier-cerise. Il ne faut pas employer ses feuilles pour aromatiser le lait, à cause de l'acide hydrocyanique qui s'y trouve.

Laurier-rose ou *Laurose*. On a employé avec succès, contre la gale, des lotions faites avec un gros d'extrait de feuilles de laurier-rose dissout dans l'eau. C'est un médicament trop actif, et qui peut causer un véritable empoisonnement.

Lavande commune. Elle est amère, aromatique, excitante et tonique.

Lavande aspic (faux nard), a été employée comme stimulante et antispasmodique; elle contient beaucoup de camphre. On obtient l'huile d'aspic par la distillation de ses fleurs. Cette huile est employée en frictions contre la paralysie.

Lichen d'Islande. Il est tonique et fébrifuge, pectoral et adoucissant. Ce sont là les propriétés des lichens en général, et s'ils sont toniques et fébrifuges, c'est lorsqu'ils n'ont pas été lavés et qu'ils conservent leur partie amère. Si on les lave, ils sont pectoraux et adoucissants. Dans les deux cas, on coupe la décoction avec du lait.

Lierre terrestre. Les sommités fleuries sont employées comme excitant de la muqueuse pulmonaire dans le catarrhe chronique. Il est diurétique, tonique, béchique et astringent.

Lierre commun. Ses fruits sont un purgatif violent. Ses feuilles servent à panser les cautères.

Lilas. L'extrait aqueux préparé avec les capsules du lilas paraît jouir d'une propriété éminemment fébrifuge.

Lin. Les semences de lin commun servent en lotion, en fomentation, en lavement. Une légère infusion avec une pincée de cette semence forme une bonne boisson adoucissante. La farine est émolliente.

Lin cathartique. Les feuilles de cette plante sont purgatives, et même émétiques à forte dose, mais inusitées.

Lys. La bulbe du lys blanc est employée comme maturatif. On la fait cuire sous la cendre.

Liserons. Médicaments actifs. La scammonée, le turbith, le jalap, le liseron des haies, le méchoacan, la soldanelle, le bois de Rhodes en sont des espèces.

Lobélie syphilitique (cardinale bleue). Cette plante employée avec succès contre la syphilis dans la Virginie, n'a pas eu le même succès en Europe.

Lycopode ou *soufre végétal*, parce qu'il s'enflamme en le jetant sur le feu. Employé comme dessiccatif, il peut être placé dans les plis de la peau des enfants.

M.

Magnolier. L'écorce du Magnolia glauca, amère et aromatique, désignée quelquefois sous le nom de quinquina de Virginie, est employée comme fébrifuge. Elle se rapproche de la cascarille et de la cannelle.

Maïs. Ses grains torréfiés donnent une liqueur analogue au café. On en retire du sucre.

Mancenillier. Suc laiteux, très-caustique, poison narcotico-âcre.

Mandragore. Racine narcotique. Plante vénéneuse. Inusitée.

Marrube blanc. Un peu tonique, incisif, expectorant, contre la chlorose et l'hystérie. On en a fait usage comme stimulant général.

Matricaire camomille ou *Camomille ordinaire* Voyez *Camomille*.

Matricaire officinale. Stimulant énergique. Antispasmodique, vermifuge, emménagogue. Fleurs excitantes, toniques, antispasmodiques, résolutives.

Mauve. Emolliente et adoucissante. Fleurs pectorales, béchiques.

Méchoacan. Appelé aussi rhubarbe blanche, scammonée ou bryone d'Amérique. Il a les mêmes propriétés que le jalap ; mais il est moins actif.

Mélilot. Ses fleurs doivent avoir une propriété légèrement excitante et résolutive ; mais elles n'ont point les propriétés qu'on leur a prêtées.

Mélisse. Stimulante et antispasmodique, tonique, céphalique, un peu emménagogue.

Menthe. Toutes les espèces sont stimulantes, diaphorétiques, toniques, antispasmodiques, carminatives et désobstruantes.

Ményanthe ou *Trèfle d'eau.* Emménagogue, fébrifuge. Feuilles toniques, antiscorbutiques, antiscrofuleuses.

Mercuriale. Laxative.

Millefeuille. Aromatique, stimulante, vulnéraire, un peu antispasmodique.

Millepertuis. Aromatique, tonique, et peut être fébrifuge.

Molène. Voyez *Bouillon blanc*.

Momordique. Concombre d'eau. Son suc épaissi, nommé elaterium, est hydragogue, purgatif, emménagogue.

Moutarde blanche. La graine prise à la dose d'une ou deux cuillerées avant le repas ou le soir en se couchant, procure des évacuations naturelles sans chaleur ni coliques.

Morelle. Douce-amère. Excellent apéritif et sudorifique. Elle stimule doucement et favorise les digestions.

Muguet. Sternutatoire. On en retire une eau qui est calmante et antispasmodique.

Mûrier blanc. Sa racine passe pour anthelmintique.

Musc. Cette substance extraite d'un animal du genre des chevrotins est un des meilleurs antispasmodiques et un très-bon stimulant diffusible. On le donne à la dose de 2 à 4 grains et plus.

Muscade. Bon stimulant, ainsi que le macis qui en provient.

Myrrhe. Saveur très-âcre et amère. Odeur forte. Tonique et stimulant, diurétique; s'emploie contre la diarrhée.

Myrthe. Feuilles et baies stimulantes et astringentes. L'écorce est la cannelle girofllée.

N.

Narcisse des prés. Les uns accordent aux fleurs une propriété aussi vomitive que celle de l'ipécacuanha, et d'autres la leur refusent. On doit faire de nouvelles recherches à cet égard. Ces fleurs n'en sont pas moins un très-bon antispasmodique. Elles conviennent contre la dyssenterie et la fièvre.

Navet du diable. Voyez *Bryone*.

Nénuphar. Il n'a point les propriétés qu'on lui attribuait. On le dit cependant rafraîchissant, béchique, diurétique.

Nerprun cathartique. Arbrisseau épineux, dont les baies de la grosseur du genièvre, noires quand elles sont mûres, sont remplies d'un suc rouge-violet-foncé, et recueillies en septembre et octobre, pour en faire un extrait et un sirop purgatifs. Les baies prises en nombre de 15 à 25 purgent, mais souvent avec de violentes coliques.

Les feuilles de l'alaterne, famille des nerpruns, ont été employées comme astringentes.

L'écorce sèche de la bourdaine, même famille, est fortement purgative. L'écorce fraîche est vomitive.

Nicotiane. Voyez *Tabac*.

Noyer. L'odeur forte qui s'en échappe peut causer des maux de tête, si l'on s'endort sous son ombrage

O.

Ognon. La pulpe d'ognon cuit est un excellent topique émollient et résolutif. L'ognon crû rubéfie la peau, lorsqu'on le pile et qu'on l'applique sur une partie.

Opoponax. Suc gommo-résineux, qui vient de la Syrie, d'une plante du genre panais. Il a été employé comme antispasmodique et expectorant.

Oranger commun. Feuilles toniques, excitantes, quoiqu'elles calment le système nerveux.

Orge mondé. Emollient, nutritif, diurétique, calmant.

Origan commun. Tonique, diaphorétique, béchique, stimulant.

Orme. L'écorce intérieure des jeunes rameaux de l'orme commun est mucilagineuse, amère, astringente. Elle a été employée en décoction, en poudre, en extrait, dans les maladies de la peau, le scorbut, les scrofules; mais c'est un astringent faible qui ne mérite pas la réputation dont il a joui.

Orpin. Les feuilles de l'orpin commun (joubarbe des vignes) étant écrasées forment un topique émollient qu'on appliquait particulièrement sur les tumeurs hémorrhoïdales. On l'a regardé aussi comme propre à cicatriser les plaies récentes. De là, ses noms d'herbe à la coupure, herbe au charpentier.

Orpin âcre. (Vermiculaire brûlante.) Contient un suc très-âcre qui, à la dose d'une demi-once à une once, est fortement émétique et purgatif, mais peut causer l'inflammation de la membrane muqueuse gastrique.

Ortie blanche. Préconisée comme astringente et surtout comme anti-leucorrhéique.

Oseille des prés, genre patience. Rafraîchissante, diurétique, désobstruante, styptique, antiscorbutique

Osmonde royale. S'emploie contre le rachytis.

P.

Panicaut des champs ou *chardon roland.* Diurétique, apéritif, amer, un peu excitant.

Pareira-Brava. (Vigne sauvage.) Cette racine, aujourd'hui inusitée, paraît cependant éminemment diurétique. Elle avait été importée du Brésil en Europe, en 1688, comme un lithontriptique infaillible.

Pariétaire officinale. Elle est diurétique sans échauffer, à cause du nitrate de potasse qu'elle contient

Patience. Elle est dépurative et antiscorbutique, et s'emploie contre les maladies de peau.

Patience des Alpes ou *Rhapontic*. Racine amère, tonique, purgative et astringente.

Parisette à 4 feuilles. Racine émétique. Graines purgatives, feuilles narcotiques et calmantes, ce qui n'est pas bien constaté.

Pavot blanc. Les capsules du pavot blanc en décoction sont calmantes et légèrement narcotiques et antispasmodiques. Les graines sont mucilagineuses et émollientes, mais non narcotiques.

Pêcher. Les fleurs et les feuilles sont légèrement purgatives et vermifuges.

Persil. Racine apéritive, s'emploie dans les affections des reins et l'hydropisie. Feuilles résolutives à l'extérieur.

Pervenche. Feuilles astringentes et toniques à petite dose. La petite pervenche a joui d'une certaine réputation contre les hémorrhagies dites passives. A dose plus élevée, elle est légèrement purgative et diaphorétique. Une décoction avec une once de canne de Provence, et 2 gros de petite pervenche s'emploie pour les femmes qui veulent faire passer leur lait. La grande pervenche jouit des mêmes propriétés.

Peuplier. L'écorce est purgative et tonique. Les bourgeons du peuplier noir recueillis au printemps sont bons dans les affections chroniques des poumons. Les feuilles du peuplier blanc paraissent jouir d'une propriété fébrifuge très-prononcée.

Phytolaque commune. Baies, feuilles et racines purgatives. Propriétés actives mais peu connues.

Pied-de-chat. Ses fleurs entrent dans les espèces pectorales.

Pin pinier. L'émulsion de ses graines est béchique et légèrement balsamique. L'effet en est certain.

Pin sauvage. Ecorce et jeunes pousses antiscorbutiques et diurétiques.

Pissenlit. Diurétique et laxatif. Son extrait est tonique et s'emploie dans l'ictère, l'hydropisie et les obstructions abdominales, etc.

Pistachier lentisque. Sa racine connue sous le nom de mastic est, ainsi que ses baies, astringente, stomachique et dessiccative.

Poivre cubèbe. Doux et laxatif. Antiscorbutique stomachique et diurétique.

Polypode commun. La racine passe pour laxative et apéritive.

Polystic, fougère mâle. Racine apéritive et peut-être anthelmintique.

Poireau. La décoction s'emploie en lavement. Elle agit comme légèrement stimulante et dérivative, adoucissante et pectorale; elle peut aussi se prendre en tisane. On en fait des cataplasmes émollients et légèrement résolutifs.

Poirée. Emolliente, rafraîchissante et légèrement laxative.

Pourpier. Feuilles rafraîchissantes et diurétiques.

Pouliot commun. Sudorifique stimulant, s'emploie contre l'asthme. Mêmes propriétés que la menthe.

R.

Raifort sauvage. Il est diaphorétique, diurétique et stimulant.

Ratanhia. Sa partie externe dont on se sert exclusivement a une saveur très-astringente, sans mélange d'amertume. Elle s'emploie dans les hémorrhagies passives, qui ont lieu sans phénomènes d'excitation générale, et dans les diarrhées chroniques.

Réglisse-glabre. Racine pectorale, adoucissante, rafraîchissante et diurétique. Peu d'action.

Renoncules. La plupart de ces espèces contiennent un principe âcre dangereux.

Renouée ou *bistorte*. Racine très-astringente. Vulnéraire.

Les semences de la centinode ou traînasse sont émétiques.

Les feuilles de la renouée âcre sont excitantes et détersives.

Rhubarbe. Sa racine prise à la dose de 4 à 8 grains est tonique et astringente. Elle purge à dose plus forte.

Rhubarbe de France ou *Rhapontic*. On lui attribue les mêmes propriétés.

Ricin. Son huile est purgative et éminemment anthelmintique.

Romarin. Tonique, emménagogue et stimulant assez énergique. Résolutif à l'extérieur. Mêmes propriétés que la sauge. Racine astringente. Les sommités fleuries s'emploient contre l'hystérie et les coliques venteuses.

Roses. Le sirop de roses pâles est laxatif à la dose d'une once. Si l'on ajoute séné, agaric blanc, anis, gingembre, suc de citron, on a le sirop de roses composé. On fait avec les roses rouges des infusions légèrement toniques et stimulantes. On l'emploie en lotions, gargarismes et injections.

Rose trémière ou *passerose*. Les fleurs en infusions sont rafraîchissantes et béchiques. Les feuilles pilées servent en cataplasmes.

Roseau commun. Sudorifique et antisyphilitique.

Ronce commune. Feuilles un peu astringentes s'emploient en gargarismes.

Ronce framboisier. Rafraîchissante, tempérante et laxative.

Rue-fétide. Puissant emménagogue, anti-hystérique et anthelmintique. Elle peut causer l'avortement, en déterminant une hémorrhagie utérieure. On emploie ses feuilles en poudre, à la dose de 24 à 30 grains dans un liquide ou dans du miel.

S.

Sabine. Très-irritante et stimulant les vaisseaux utérins. On ne doit pas l'employer à plus de 2 à 6 grains en poudre.

Safran. Emménagogue de 6 à 24 grains. On l'emploie contre la débilité, les vomissements, les affections nerveuses. Il est antisyphilitique.

Salsepareille. La racine est un des plus puissants sudorifiques. Elle est employée particulièrement dans le traitement des maladies vénériennes (en infusion, 1 ou 2 onces par pinte), mais elle convient dans toutes les maladies où il faut activer l'action du système cutané.

Santoline blanche. Amère, aromatique, tonique, stimulante, vermifuge.

Saponaire. Tonique, détersive, sudorifique, anti-scrofuleuse et antisyphilitique. Les racines, feuilles et tiges, mêlées avec l'eau remplacent le savon. La décoction des feuilles est légèrement sudorifique.

Sarriette. Stimulant, employé seulement comme assaisonnement.

Sassafras. L'écorce est un puissant sudorifique. On l'associe à la salsepareille et au gaïac.

Sauge. Tonique, stimulante, sudorifique, emménagogue, stomachique, céphalique, désobstruante. Action assez énergique.

Saule. L'écorce du saule blanc en décoction est astringente, tonique, vermifuge, fébrifuge. C'est un succédané du quinquina.

Saxifrage granulée. Les tubercules de la racine sont diurétiques, lithontriptiques et légèrement stimulantes.

Scabieuse. Légèrement astringente et amère, dépurative et sudorifique, béchique, antidartreuse et antisyphilitique. On lui attribuait une vertu contre la gale. Cette plante est à-peu-près abandonnée aujourd'hui.

Scammonée. Celle d'Alep est la meilleure. C'est un purgatif drastique, qui s'emploie à la dose de 6, 12 et 18 grains, suivant l'âge et la force, s'il n'existe aucune irritation du canal digestif.

Scille maritime. Diurétique, expectorant, incisif, à petite dose, soit 1 à 2 grains en poudre. Emétique et poison à forte dose.

Sedum âcre. Feuilles et tiges fraîches vomitives ou purgatif drastique, selon la dose. A l'extérieur, cette plante est légèrement caustique. Voyez *Orpin*.

Seigle ergoté. Il est utile dans les accouchements, dans le cas d'inertie de la matrice. On le donne en decoction ou en infusion (30 à 40 grains dans 4 onces d'eau). Il produit des effets plus sûrs pris en poudre à la même dose dans un liquide quelconque.

Semen-contrà (S. E. Vermes.). Semence contre les vers. Elle est très-stimulante et anthelmintique.

Séné. L'un des purgatifs le plus fréquemment employés. On l'associe à la manne, à la rhubarbe et aux sels neutres. L'infusion à froid est le mode le plus convenable.

Serpentaire. La racine est un tonique antispasmodique, et un puissant stimulant. Voyez *Gouet*.

Serpolet. Sommités aromatiques et stimulantes.

Séseli carvi. Racines et semences incisives, anthelmintiques, carminatives, diurétiques, stomachiques.

Simarouba (quassia). Employé comme tonique spécialement dans les diarrhées chroniques à dose un peu fortes ; il est émétique.

Sisymbre cresson. Voyez *Cresson*.

Sisymbre officinal. Voyez *Cochléaria officinal*.

Soldanelle (chou-marin) plante du genre liseron dont les feuilles sont un purgatif drastique, mais inusité.

Spirée ulmaire ou *reine des prés*, employée contre l'hydropisie. On en met infuser une poignée dans un litre d'eau bouillante. On boit trois tasses de cette infusion par jour, et en neuf jours, l'hydropisie disparaît.

Stramonie ou *stramonium*. (Pomme épineuse, herbe aux sorciers.) A la dose de 3 à 10 grains, il détermine des vertiges, des hallucinations et un délire agréable et passager. Au-delà, c'est un poison nartico-âcre des plus violents. La teinture s'emploie en frictions contre les névralgies ou la sciatique, et le rhumatisme chronique.

Sumac. Les feuilles et grappes de sumac de corroyeurs ont été employées comme astringentes et fébrifuge.

Sureau-yèble. Fleurs émollientes et diurétiques. Le suc des baies de sureau est sudorifique et s'emploie contre la syphilis à la dose de 4 à 6 gros, il est purgatif. L'écorce et les racines sont purgatives et diurétiques. Les feuilles sont résolutives à l'extérieur.

T.

Tabac. Détersif, anodin, purgatif, émétique. A forte dose, c'est un poison narcotico-âcre. Il doit être rejeté.

Tanaisie. Les sommités fleuries, sont amères, aromatiques, toniques, antispasmodiques, vermifuges, emménagogues, fébrifuges, hystériques, diurétiques. Elles s'emploient contre la gravelle.

Thym serpolet. Stimulant et tonique, céphalique, stomachique.

Thym commun. Mêmes propriétés, mais plus énergiques.

Tilleul. Fleurs légèrement antispasmodiques, anodines, calmantes.

Tormentille. Racine très-astringente et fébrifuge.

Trèfle d'eau ou *ményanthe*. Antiscorbutique et fébrifuge. C'est un des amers les plus utiles. On l'emploie en infusion ou en poudre.

Tulipier d'Amérique. L'écorce est tonique et fébrifuge. Inusitée en France.

Turbith végétal. Purgatif drastique, employé par les anciens et aujourd'hui inusité.

V.

Valériane La racine agit tantôt comme un stimulant énergique, tantôt comme un puissant antispasmodique. Elle est tonique, calmante, vermifuge, fébrifuge et emménagogue.

Velar ou *herbe aux chantres*, parce qu'on lui attribue la propriété d'éclaircir la voix Il est un peu astringent et l'on emploie ses feuilles en infusion dans le catarrhe pulmonaire chronique.

Vératre blanc ou *ellébore*, vanté par les anciens contre la manie. Racine émétique dangereuse.

Véronique officinale. Faiblement astringente et recommandée comme bechique

Verveine ou *herbe à tous maux* Un peu astringente

Feuilles antispasmodiques et diaphorétiques. Elle n'a, dit-on, aucune des propriétés qu'on lui attribue.

Violettes. Feuilles émollientes, racine émétique, graines purgatives. Fleurs pectorales, béchiques.

Violettes pensées. Suc dépuratif, un peu sudorifique, antisyphilitique et surtout anti-dartreux.

Y.

Yèble. Mêmes propriétés que le sureau

Z.

Zédoaire. Racine stimulante et antispasmodique

Table des Matières

CONTENUES

DANS LE TRAITÉ DE L'HUMORISME.

D.

E.

F.

G.

H

I.

J.

L.

M.

N.

O

P

R

S

T

U

V

Y

www.ingramcontent.com/pod-product-compliance
Lightning Source LLC
LaVergne TN
LVHW020019170826
845678LV00001B/54

* 9 7 8 2 3 2 9 7 9 2 8 8 0 *